Björn Eichmann | Tobias Erhardt (Hrsg.)

# Gesundheitswandern

AF618606

Björn Eichmann | Tobias Erhardt (Hrsg.)

# Gesundheitswandern

## Auswirkungen auf das physische und psychische Wohlbefinden

Eine Studie der BKK Pfalz und der SRH Hochschule für Gesundheit

Tectum Verlag

Björn Eichmann | Tobias Erhardt (Hrsg.)
Gesundheitswandern. Auswirkungen auf das physische und psychische Wohlbefinden. Eine Studie der BKK Pfalz und der SRH Hochschule für Gesundheit

© Tectum – ein Verlag in der Nomos Verlagsgesellschaft, Baden-Baden 2020
ISBN 978-3-8288-4452-0
eBook 978-3-8288-7471-8

Umschlagabbildung: © Dominik Ketz, Bildarchiv Südliche Weinstraße e.V.

Druck und Bindung: docupoint GmbH, Barleben
Printed in Germany

Alle Rechte vorbehalten

Besuchen Sie uns im Internet
www.tectum-verlag.de

**Bibliografische Informationen der Deutschen Nationalbibliothek**
Die Deutsche Nationalbibliothek verzeichnet diese Publikation in der Deutschen Nationalbibliografie; detaillierte bibliografische Angaben sind im Internet über http://dnb.d-nb.de abrufbar.

# Danksagung

Herzlichen Dank an alle, die an der SRH Gesundheitswanderstudie 2019 mitgewirkt haben. Dazu zählen im Besonderen die Wanderführer, Mitwanderer, die Absolventen Stefanie Reu, Daniel Deck, der wissenschaftliche Mitarbeiter Nils Bringeland, die studentische Hilfskraft Daniel Willaredt und Alin Rothmann. Ein ganz besonderer Dank gilt der BKK Pfalz für die Möglichkeit diese wissenschaftliche Untersuchung durchzuführen und Anne Schlesinger für ihre tatkräftige Unterstützung.

Björn Eichmann und Tobias Erhardt

# Inhaltsverzeichnis

**Abbildungsverzeichnis** ........ IX

**Tabellenverzeichnis** ........ XIII

**Abkürzungsverzeichnis** ........ XV

**1 Einleitung** ........ 1

**2 Problemstellung und Hintergrund** ........ 5

**3 Der Zusammenhang zwischen Bewegung und Gesundheit** ........ 7

3.1 Gesundheit ........ 7

3.2. Bewegung und körperliche Aktivität ........ 8

3.3 Bewegungsmangel und metabolische Äquivalente (METs) ........ 9

3.4 Wandern ........ 10

3.4.1 Geschichtliche Einblicke in das Wandern ........ 10

3.4.2 Definition und Abgrenzung des Gesundheitswandern/Wandern ........ 12

**4 Methodik der Studie zum Gesundheitswandern** ........ 15

4.1 Forschungsfrage & Zielsetzung der Arbeit ........ 15

4.2 Studiencharakterisierung ........ 15

4.3 Studiendesign ........ 18

4.4 Übungen zur Förderung der Koordination, der Mobilisation und der Kräftigung ........ 20

4.5 Eine Wanderroute aus der Gesundheitswanderstudie ........ 35

5 **Ergebnisse** ... 37

5.1 Probandencharakterisierung ... 38

5.2 Veränderung der Körperzusammensetzung ... 38

5.2.1 Veränderungen des BMI ... 39

5.2.2 Veränderungen des Körperfettanteils ... 40

5.2.3 Veränderungen des viszeralen Körperfettgewebes und des Bauchumfangs ... 41

5.2.4 Veränderungen der Muskelmasse ... 43

5.3 Veränderungen des subjektiven Wohlempfindens ... 44

5.4 Veränderungen des Puls und des Blutdrucks ... 46

5.5 Veränderungen der koordinativen Leistungsfähigkeit ... 48

5.6 Aktivität der Studienteilnehmer 3 Monate nach Studienende ... 49

5.7 Monitoring der Wanderstudie ... 52

6 **Diskussion** ... 55

7 **Ihre Perspektive** ... 61

8 **Literaturverzeichnis** ... 65

9 **Anhänge** ... 69

Anhang A ... 70

Anhang B ... 75

# Abbildungsverzeichnis

Abbildung 1: Auf neuen Wegen mit dem Gesundheitswandern 2

Abbildung 2: Eindrücke aus der Auftaktveranstaltung (während der Wanderung) 13

Abbildung 3: Eindrücke aus der Auftaktveranstaltung (während den ersten Kräftigungsübungen) 13

Abbildung 4: Die ersten Schritte bei einer Gesundheitswanderung 16

Abbildung 5: Flussdiagramm der Studie 17

Abbildung 6: Studiendesign 18

Abbildung 7: Gesundheitswanderer im Gespräch 19

Abbildung 8: Übungsbeschreibung der leichten Kniebeuge 22

Abbildung 9: Übungsbeschreibung für die Dehnung der seitlichen Rumpfmuskulatur 23

Abbildung 10: Übungsbeschreibung für den Liegestütz im Stehen 24

Abbildung 11: Übungsbeschreibung für die Übung „Auf der Stelle gehen“ 25

Abbildung 12: Übungsbeschreibung für die Übung „Gute Zeiten schlechte Zeiten“ 26

Abbildung 13: Übungsbeschreibung für die Übung „Beckenkreisen“ 27

Abbildung 14: Übungsbeschreibung für die Mobilisierung der Brustwirbelsäule 28

Abbildung 15: Übungsbeschreibung für die Kniebeugen 29

Abbildung 16: Übungsbeschreibung für die Mobilisation der Halswirbelsäule 30

Abbildung 17: Übungsbeschreibung für den Ausfallschritt 31

Abbildung 18: Übungsbeschreibung für das Schulterkreisen 32

Abbildung 19: Übungsbeschreibung für die Dips 33

Abbildung 20: Übungsbeschreibung für die Mobilisation der Brustwirbelsäule 34

Abbildung 21: Eine Wanderroute aus der SRH Gesundheitswanderstudie 2019 35

Abbildung 22: Studienteilnehmer während einer Gesundheitswanderung 37

Abbildung 23: Veränderung des BMI 39

Abbildung 24: Veränderung des prozentualen Körperfettanteils 40

Abbildung 25: Veränderung des absoluten Körperfettanteils 41

Abbildung 26: Veränderung des viszeralen Körperfettgewebes 42

Abbildung 27: Veränderung des Bauchumfangs 43

Abbildung 28: Veränderung der Muskelmasse 44

Abbildung 29: Veränderung des Wohlempfindens 45

Abbildung 30: Veränderung des Blutdrucks durch die Gesundheitswanderungen 48

Abbildung 31: Veränderung der Koordinationsfähigkeit 49

Abbildung 32: Aktivitätslevel der Studienteilnehmer 50

Abbildung 33: Aktivität der Wanderer – 3 Monate nach Studienende (Teil I) 51

Abbildung 34: Aktivität der Wanderer – 3 Monate nach Studienende (Teil II) 52

Abbildung 35: 24-Stundenprotokoll (eines Bewegungssensors) 53

Abbildung 36: Überblick der Aktivitäten eines Probanden (mittels Bewegungssensor) 53

Abbildung 37: Datenansicht einer Gesundheitswanderung 54

Abbildung 38: Anregungen für Wandertouren mittels Onlineportal 61

Abbildung 39: Informationen für die Planung einer Wandertour 62

Abbildung 40: App-basierte Unterstützung für Ihre Gesundheitswanderung 62

Abbildung 41: Team der Gesundheitswanderstudie 2019 63

# Tabellenverzeichnis


| | | |
|---|---|---|
| Tabelle 1: | Strukturmodell des allgemeinen Wohlbefindens (aus Wydra, 2014) | 45 |
| Tabelle 2: | Prozentuale Verteilung der FAHW-Werte im Vergleich von t0 und t1 | 46 |
| Tabelle 3: | Klassifikation des Blutdrucks und Definition der Hypertonie-Grade (nach Williams et al., 2018) | 47 |

# Abkürzungsverzeichnis

| | |
|---|---|
| DWV | Deutscher Wanderverband |
| BMI | Body Mass Index |
| ICF | International Classification of Functioning, Disability and Health |
| DAV | Deutscher Alpenverein |
| METs | Metabolische Äquivalente |
| BIA | Bioelektrische Impedanzanalyse |
| FAHW | Fragebogen zum allgemeinen habituellen Wohlbefinden |

# 1 Einleitung

Bewegung wirkt positiv auf Körper und Seele (Eichmann & Erhardt, 2019). Beobachtet man das weltweite Bewegungsverhalten, zeigt sich jedoch, dass die Prävalenz von Bewegungsmangel in den letzten Jahren weiter zugenommen hat. Dabei stehen die westlichen Industrieländer an dritter Stelle (Guthold, Stevens, Riley & Bull, 2018). Das stellt auch Deutschland vor ein gesellschaftliches und wirtschaftliches Problem. Erhobene Daten zwischen den Jahren 2002 und 2016 konstatieren, dass sich 44% der Frauen und 40% der Männer zu wenig bewegen (Guthold, Stevens, Riley & Bull, 2018). In Europa entstehen dadurch jährliche Kosten von über 80 Milliarden Euro, in Deutschland ca. 9,4 Milliarden direkte und indirekte Gesundheitskosten (Centre for Economics and Business Research. The economic costs of physical inactivity in Europe. An ISCA/Cebr report. 2015 http://inactivity-time-bomb.nowwemove.com.)

Die häufigsten Todesursachen in der Bundesrepublik waren im Jahr 2017 die Herz-Kreislauf-Erkrankungen. Diese sind mit 37% zahlreicher vertreten als andere Krankheitsbilder (Destatis, 2019). Zu einem der Hauptrisikofaktoren für kardiovaskuläre Erkrankungen zählt dabei die körperliche Inaktivität (Psaltopoulou et al., 2017). Deshalb ist es wichtig, Menschen in körperliche Aktivität zu bringen und ihnen Freude an der Bewegung zu vermitteln.

Das Wandern ist in Deutschland eine beliebte Freizeitbeschäftigung und zugleich eine Möglichkeit, dem Bewegungsmangel vorzubeugen. Es genießt bei der deutschen Bevölkerung große Popularität. Im Jahr 2019 lag das Wandern mit 9,9% auf Platz acht der beliebtesten Freizeitaktivitäten (Statista, 2019). Organisiert finden sich 58 deutsche Gebietswandervereine mit mehr als 3.000 Ortsgruppen und 600.000 Mitgliedern im Deutschen Wanderverband (DWV) zusammen. Der DWV besteht seit über 135 Jahren. Jährlich nehmen mehr als 2000 000 Bürgerinnen und Bürger an Wanderungen der Gebirgs- und Wandervereine in Deutschland teil. Auch das Gesundheitswandern wird immer beliebter. Seit 2009 werden durch den DWV zertifizierte GesundheitswanderführerInnen ausgebildet. Bis zum Jahresbeginn 2020 wurden bundesweit über 900 davon offiziell zertifiziert.

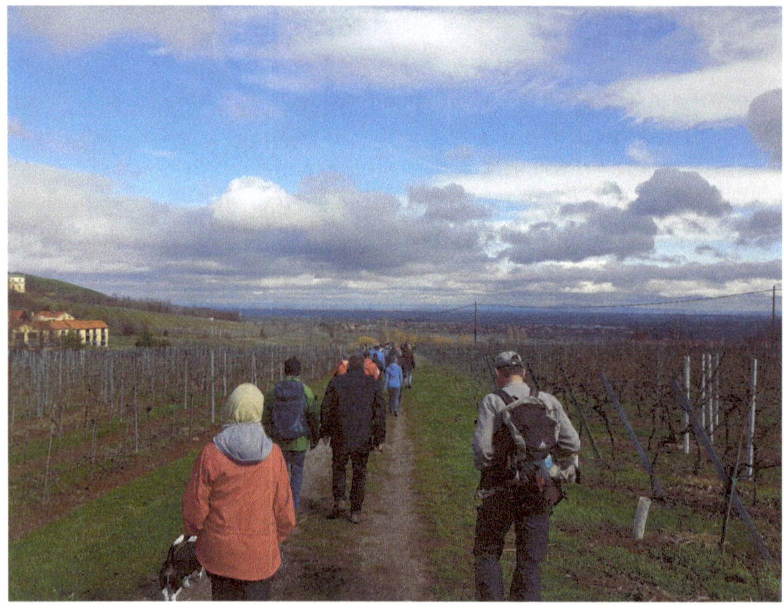

*Abbildung 1: Auf neuen Wegen mit dem Gesundheitswandern*

Allgemeine Auswirkungen des Wanderns auf den menschlichen Organismus sind bereits untersucht. Es stärkt das Immunsystem, reduziert das Risiko für Herz-Kreislauf-Erkrankungen (Murtagh et al., 2015; Oja et al., 2018), senkt Blutzuckerwerte (Jenkins & Jenks, 2017) und zeigt gesundheitsfördernde Effekte hinsichtlich psychischer Regulation (Brämer, 2008). Hinzu kommen durch den Aufenthalt in der Natur weitere positive Effekte wie die Reduktion von Stress oder die Steigerung der Selbstkompetenz (Brämer, 2007). Sie hat somit eine direkte Wirkung auf die menschliche Gesundheit und dient als weiterer Anreiz für die aktive Bewegung. Die "Natur" gilt dabei als multipler Begriff und hängt vom Bezugsrahmen ab. Gerüche, Geräusche und der visuelle Eindruck spielen dabei eine bedeutende Rolle.

Das Gesundheitswandern verbindet die positiven Aspekte von Bewegung und Natur und erweitert sie durch Übungen aus dem Bereich der motorischen Beanspruchungsformen wie Kraft, Mobilisation und Koordination. Dadurch kann der Inaktivität vorgebeugt und kardiovaskulären Risikofaktoren entgegengewirkt werden. Das Ziel dieser Ausarbeitung ist es, die Auswirkungen des nach dem deutschen Wanderverband (DWV) zertifizierten Gesundheitswanderns zu evaluieren und Empfehlungen im Bereich der Primär- und Sekundärprävention auszusprechen.

# 2 Problemstellung und Hintergrund

„Insufficient physical activity is a leading risk factor for non-communicable diseases, and has a negative effect on mental health and quality of life“ (Guthold, 2018). Für viele Menschen in Deutschland gibt es bei den alltäglichen Wegen im Alltag ungenutztes Bewegungspotenzial (TK-Bewegungsstudie, 2016). „Das Bewegungsverhalten in der Bevölkerung hängt zum einen vom bewegungsbezogenen Wissen sowie den entsprechenden Fähigkeiten und der Motivation der einzelnen Menschen ab. Zum anderen sind die Gelegenheiten für Bewegung bedeutsam, die den Menschen in ihren verschiedenen Lebenswelten – z.B. in der Schule, im Betrieb oder im häuslichen Umfeld – geboten werden“ (Rütten & Pfeiffer, 2016). Dabei sollen auch die individuellen und strukturellen Rahmenbedingungen berücksichtigt werden.

Brämer (2007) verweist auf unterschiedliche ethnologische Studien, die aufzeigen, dass die Menschen noch bis vor wenigen Jahrhunderten täglich wesentlich mehr Bewegung hatten als heute. Als Jäger und Sammler mussten sie zur Nahrungssuche durchschnittlich 20–40 km am Tag laufen. In den letzten Jahrzehnten bewegten sich die Bürger der Bundesrepublik Deutschland im Durchschnitt nur noch etwa 850 m täglich zu Fuß und legten etwa dieselbe Distanz mit dem Fahrrad zurück (Brämer, 2007).

Lagerstrom (1983) vermutete bereits vor einigen Jahrzehnten den Bewegungsmangel als Ursache für etwa ein Drittel aller Zivilisationskrankheiten. Heute bewegen sich in Deutschland 29% der Menschen gut eine Stunde und länger per Rad oder zu Fuß, 32% eine halbe Stunde bis eine Stunde und 34% bis zu 30 Minuten. 75% der Westdeutschen und 86% der Ostdeutschen gehen jeden Tag an die frische Luft. In den neuen Bundesländern nutzen die Menschen mehr die Treppe anstatt den Aufzug. Die bewegungsfreudigsten Menschen leben in Nordrhein-Westfalen, die inaktivsten in Rheinland-Pfalz, in Hessen und im Saarland (TK-Bewegungsstudie, 2016).

Guthold et al. zeigen mit ihrer aktuellen Studie aus dem Jahr 2018, dass Bewegungsmangel in Ländern mit höherem Einkommen wesentlich häufiger vorkommt. Die Inaktivität variiert von Land zu Land zwischen 10% der Bevölkerung und über 50%. Am stärksten von Bewegungsmangel betroffen sind die Regionen Südamerika, Nordafrika und der Mittlere Osten. Die meiste Bewegung haben Bewohner ostasiatischer und osteuropäischer Gegenden. Dies lässt vermuten, dass eine höhere Infrastruktur des Landes eine geringere Aktivität der Einwohner zur Folge hat (Guthold, 2018).

Kann mit Hilfe des Gesundheitswanderns dem Bewegungsmangel entgegengewirkt werden? Hottenrott, Müller und Schulze veröffentlichten 2015 ihre Pilotstudie *Stärkung physischer und psychosozialer Gesundheitsressourcen durch Gesundheitswandern.* Hierbei konnte durch die Einbindung anthropometrischer Parameter, einer Messung der Körperzusammensetzung, dem Einsatz von subjektiven Fragebögen und bewegungsspezifischen Assessments aufgezeigt werden, dass sich die Vitalität sowie das Wohlbefinden der Probanden verbesserten. Da dies die erste Studie zu diesem Thema war, möchte die aktuelle SRH Gesundheitswanderstudie die vorhandene Datenlage erweitern und neu evaluieren. Darüber hinaus werden bei dieser randomisierten Feldstudie noch weitere gesundheitliche Auswirkungen des Gesundheitswanderns untersucht.

# 3 Der Zusammenhang zwischen Bewegung und Gesundheit

In diesem Kapitel wird der Zusammenhang zwischen Bewegung und Gesundheit aufgezeigt. Dazu werden die Begriffe Gesundheit, Bewegung, Bewegungsmangel, metabolische Äquivalente, Wandern und Gesundheitswandern genauer beschrieben und verschiedene Werte der Körperzusammensetzung sowie der Body Mass Index (BMI) erläutert.

## 3.1 Gesundheit

Die Weltgesundheitsorganisation (WHO) definiert Gesundheit als das vollständige körperliche, seelische und soziale Wohlbefinden und nicht nur als die Abwesenheit von Krankheit (Weltgesundheitsorganisation, 1946). Sozialversicherungsrechtlich ist es der Zustand, der die Arbeits- und Erwerbsfähigkeit ermöglicht. Neben dem allgemeinen Gesundheitsbegriff, werden weitere Formen davon definiert. Darunter die bedingte, funktionale und psychische Gesundheit.

**Bedingte Gesundheit:**

Bei der bedingten Gesundheit wird vorausgesetzt, dass eine (chronische) Erkrankung oder eine Behinderung vorhanden ist. Der erkrankte/ behinderte Mensch gilt dann als bedingt gesund, solange die Erkrankung so weit in den Alltag integriert werden kann, dass die Fähigkeit zur aktiven Lebensgestaltung und die Leistungsfähigkeit in Beruf und Alltag gegeben sind (Kramer, 2016).

**Funktionale Gesundheit:**

Im Rahmen der International Classification of Functioning, Disability and Health (ICF) wird der Begriff der funktionalen Gesundheit definiert. Hierbei werden verschiedene Faktoren berücksichtigt. Diese beschreiben den gesamten Lebenshintergrund und den Gesundheitszustand einer Person. Zu diesen Parametern gehören Körperfunktionen, Körperstrukturen, Aktivitäten und die Teilhabe am Leben (Kramer, 2016).

**Psychische Gesundheit:**

Bei der psychischen Gesundheit steht das seelische Wohlergehen und Wohlbefinden im Vordergrund. Sie entsteht, wenn schützende und ausgleichende Einflüsse gegenüber den destabilisierenden überwiegen. Erkennbar ist die psychische Gesundheit an dem Verhalten, den geäußerten Gedanken und Gefühlen, der Körpersprache, der Stimmigkeit zwischen Lebenssituationen sowie der Stressbewältigung des jeweiligen Menschen (Kramer, 2016).

## 3.2. Bewegung und körperliche Aktivität

Der gesundheitliche Nutzen von Bewegung und körperlicher Aktivität ist wissenschaftlich ausreichend belegt und dokumentiert (https://health.gov/paguidelines/2008/report/pdf/committeereport.pdf). Beide Termini werden in der Literatur häufig sinnverwandt eingesetzt. Eine ausdifferenziertere Beschreibung der Synonyme findet sich exemplarisch in den Definitionen von Basisaktivität (alltägliche Bewegungen), aerober körperlicher Aktivität (das Gehen, Walken, Laufen) oder auch muskelkräftigender Bewegung (integrierte Gewichtsbelastungen) wieder. Relevante Kriterien beider Begrifflichkeiten sind die erzeugte Bewegung von Körper und Gliedmaßen, einhergehend mit einem Anstieg des Energieverbrauchs über den Ruheenergieverbrauch hinaus (Rütten & Pfeiffer, 2016). Nicht nur ein höheres Maß an gesundheitlicher Fitness, auch ein geringeres Risikoprofil für die Entstehung von Krankheiten kennzeichnen den nachweisbaren und substantiellen Mehrwert von Bewegung gegenüber Inaktivität.

## 3.3 Bewegungsmangel und metabolische Äquivalente (METs)

Bewegungsmangel kann als Grad der körperlichen Aktivität beschrieben werden, der nicht ausreicht um den Gesundheitszustand zu erhalten oder zu verbessern. Hollmann und Hettinger (2000) definieren den Mangel an Bewegung als eine muskuläre Beanspruchung unterhalb einer zum Erhalt der funktionellen Kapazitäten notwendigen und individuellen Reizschwelle. Die Bestimmung dieser Schwelle und die Erfassung des Bewegungsmangels sind von der eingesetzten Methode (Schrittzähler, Monitoring, motorische Testverfahren) abhängig.

Das MET (metabolische Äquivalent) bezeichnet die Menge an Sauerstoff, die der Mensch in Ruhe im Sitzen verbraucht. Sie entspricht etwa 3,5 ml Sauerstoff pro Kilogramm und Körpergewicht pro Minute. Das Konzept von METs hilft den Energieverbrauch von körperlichen Aktivitäten als ein Vielfaches des Ruheumsatzes darzustellen (Jette, 1990).

Unterschiedliche Aktivitäten erzielen differente METs indem sie voneinander abweichend stark den Körper beanspruchen. Jette et al. haben mit ihrer Studie aus dem Jahre 1990 Aktivitäten untersucht und die jeweiligen METs dafür angegeben. Somit variieren beispielsweise übliche häusliche Arbeiten in den Bereichen zwischen 2 und 7 METs. Besonders hohe METs (über 10) werden durch Basketball (11,1), Handball (8–12), Seilspringen mit mindestens 84 Sprüngen/min (10,5–12,1) oder Gewichtheben (10,9) erreicht. Das Wandern liegt im Bereich von 6 METs.

Der Grad an körperlicher Aktivität pro Tag, der als ausreichend gilt, befindet sich etwa im Bereich von 9 METs für Frauen und 10 METs für Männer. Die Sterblichkeitsrate scheint um 20% anzusteigen, sollten täglich nur etwa 4 METs erreicht werden. Darunterliegend erhöht sie sich vermutlich nicht, über 10 METs sinkt sie nicht weiter. Dies lässt vermuten, dass 9 bis 10 METs am Tag ausreichend sind und alles darunter als Bewegungsmangel angesehen werden kann (Booth, 2012).

## 3.4 Wandern

Der Begriff des Wanderns entwickelte sich aus dem Wandeln, also dem gelassenen Umherstreifen. Seit einigen Jahren werden mit dem Begriff das bewusste Genießen der schönen Natur und das neugierige Erkunden erlebnisreicher Landschaften assoziiert.

Vom Spazierengehen differenziert sich das Wandern meist durch quantitative Elemente. Somit wird es eher anhand der gewählten Tourenlänge oder der investierten Zeit definiert und nicht an der Intensität (Brämer, 2007). Charakteristisch für eine Wanderung sind eine Dauer von mehr als einer Stunde, eine entsprechende Planung, Nutzung spezifischer Infrastruktur sowie eine angepasste Ausrüstung (DWV, 2010). "Spazierengehen ist eine eher spontan und ohne spezielle Ausrüstung und Vorbereitung durchgeführte Aktivität" (DWV, 2010).

Eine Wanderung wird folglich in den seltensten Fällen spontan und völlig unvorbereitet durchgeführt. Die Abgrenzung ist allerdings von individuellen Vorlieben, Gewohnheiten und letztlich den finanziellen Möglichkeiten abhängig: Während der eine Wanderer auf spezielle Ausstattung gänzlich verzichtet, nutzt ein anderer hochwertiges Equipment auch schon für den Spaziergang. Im nachfolgenden Unterkapitel wird auf die Geschichte sowie unterschiedliche Formen des Wanderns eingegangen.

### 3.4.1 Geschichtliche Einblicke in das Wandern

Vor der Industrialisierung war das Wandern ein fester Bestandteil des alltäglichen Lebens. Es war eine notwendige Fortbewegungsart bei der Entdeckung neuer Jagdgründe oder Weideflächen für das Vieh. Weitere ursprüngliche Gründe waren der Transport von Gütern zum Handel oder die Kriegsführung.

Historischer Auslöser für das Wandern, wie man es heute kennt, war das Pilgern. Hierfür wurden lange Gehstrecken aus hauptsächlich spirituellen oder religiösen Gründen überwunden. Ein weiterer Wanderbrauch, der sich etwa zwischen dem 14. und 16. Jahrhundert entwickelte, war die Gesellenwanderung der Handwerker. So sollten diese ihrem gewohnten Milieu entkommen, um in der Ferne neue Erfahrung zu machen und Techniken zu lernen. Bis zum Zeitalter der Aufklärung im 17./18. Jahrhundert galten die Wildnis und vor allem die Berge als gefährlich und zu vermeiden. Dichter wie Goethe und Haller begannen sich für die Berglandschaften der Alpen zu interessieren und diese als Inspiration für ihre literarischen Werke zu verwenden.

Mitte des 19. Jahrhunderts begann das Goldene Zeitalter des Alpinismus. Es fanden viele Erstbesteigungen statt, was den Grundstein für alpinen Tourismus legte. Angekurbelt wurde dieser mit dem sich immer weiter ausbreitenden Eisenbahnnetz. Nun konnten auch städtische Bürger Urlaub in den Bergen machen. Hiermit entwickelte sich das Wandern von bloßer Notwendigkeit hin zum Genuss, einer Sportart und dem bewussten Naturerleben.

1869 wurde der Deutsche Alpenverein (DAV) gegründet, welcher sich ursprünglich auf die Erschließung der Alpen durch Wege und Berghütten konzentrierte. Nebenbei entstanden unabhängige Gebirgs- und Wandervereine, die sich 1883 zum heutigen Deutschen Wanderverband (DWV) zusammenschlossen.

Das frühe 20. Jahrhundert war geprägt von einer Verbesserung der Wanderinfrastruktur wie Aussichtstürmen und Wanderhütten. Während der beiden Weltkriege kam das freizeitliche Wandern nahezu vollständig zum Erliegen. Erst nach Ende des zweiten Weltkrieges konnte sich das Wandern in Deutschland wieder verbreiten. Die Mitgliederzahlen der Wandervereine stiegen und Ende der 1990er Jahre entstand eine Renaissance des Wanderns. Es wurde zu einer der beliebtesten Freizeitaktivitäten breiter Bevölkerungsschichten.

1998 fand der 1. Deutsche Wanderkongress in Bad Endbach statt. Hier trafen sich renommierte Fachleute aus Wissenschaft und Praxis, um sich neuen Perspektiven und Entwicklungen zum Thema Wandern zu widmen. Im Jahre 2001 starteten der DWV und der Deutsche Tourismusverband die Initiative „Wanderbares Deutschland“. Das Ziel war, der Wanderlandschaft in Deutschland neue Impulse zu geben und ihr eine professionellere Entwicklung zu ermöglichen.

Heutzutage steht der DWV vor neuen Herausforderungen, denn das Wandern konkurriert mittlerweile mit einer Vielzahl an anderen Freizeit- und Sportangeboten. Die Vereine bemühen sich wieder stärker, neue Mitgliedergruppen zu gewinnen und Vereinsstrukturen an aktuelle gesellschaftliche Trends und Anforderungen anzupassen. Außerdem pflegen und erhalten sie weiterhin die bestehende Wanderinfrastruktur (Dicks, 2010).

### 3.4.2 Definition und Abgrenzung des Gesundheitswandern/Wandern

Die Abgrenzung des Wanderns von anderen Gehaktivitäten wie dem Spazierengehen ist oft von individuellen Faktoren abhängig, weshalb lange keine klare Definition entwickelt werden konnte. Aspekte, mit denen Wandern vom Spazierengehen differenziert werden kann, sind beispielsweise die längeren Gehstrecken, der höhere Zeitaufwand und die aufwändigere Planung, inklusive Wanderausrüstung wie Allwetterbekleidung und Verpflegung. Aktivitäten, die neben dem Spaziergang auch stark mit Wandern assoziiert werden, sind herkömmliches und Nordic Walking, Trekking, Pilgern, Klettern und Geocaching (Dicks, 2010). Im Rahmen der Grundlagenuntersuchung „Freizeit- und Urlaubsmarkt Wandern", von Dicks et al. aus dem Jahre 2010 wurde eine Definition für den Wanderbegriff formuliert:

> *Wandern ist Gehen in der Landschaft. Dabei handelt es sich um eine Freizeitaktivität mit unterschiedlich starker körperlicher Anforderung, die sowohl das mentale wie physische Wohlbefinden fördert.*

Unter dem Begriff „Gesundheitswandern" versteht man eine Verbindung von gemütlichen und relativ kurzen Wanderungen (meist drei bis fünf Kilometer) mit aktiven Pausen. In diesen Pausen werden Übungen zur Entspannung oder Verbesserung von Kraft, Beweglichkeit und Koordination ausgeführt. Die Ausdauer wird über die Wanderung selbst verbessert. Ausgeführt werden diese Wanderungen immer an naturnahen Wanderwegen, beispielsweise im Wald, auf Weinfeldern oder in den Bergen. Das Ziel des Gesundheitswanderns ist es dabei, die Gesundheit zu verbessern und/oder zu erhalten, aber auch Spaß zu haben und die Gemeinschaft zu genießen (Deutscher Wanderverband, 2019).

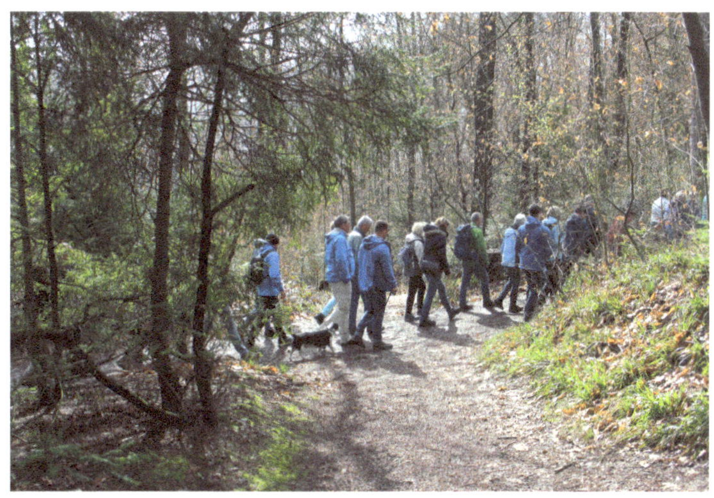

*Abbildung 2: Eindrücke aus der Auftaktveranstaltung (während der Wanderung)*

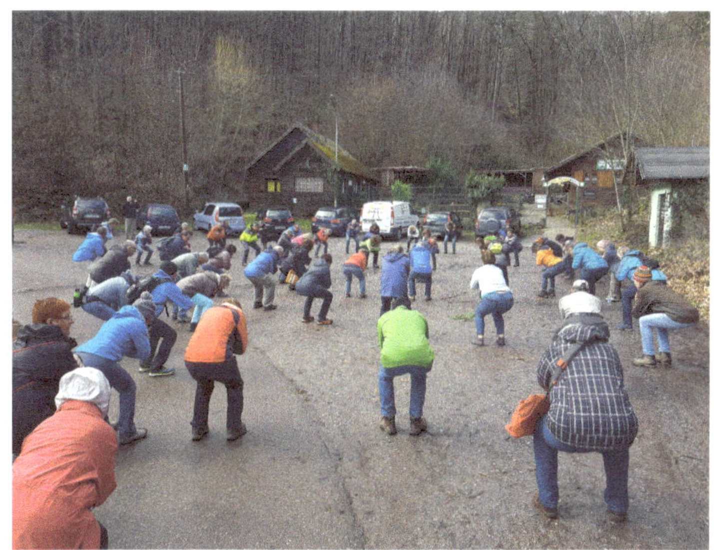

*Abbildung 3: Eindrücke aus der Auftaktveranstaltung (während den ersten Kräftigungsübungen)*

# 4 Methodik der Studie zum Gesundheitswandern

Im folgenden Abschnitt wird die Verfahrensweise der durchgeführten Studie beschrieben. Dazu zählen: Forschungsfragen, Zielsetzung, Rekrutierung der Probanden, Studiendesign, Untersuchungsmethoden sowie die Literaturrecherche für das aufgeführte Hintergrundwissen.

## 4.1 Forschungsfrage & Zielsetzung der Arbeit

Die Leitfragen dieser wissenschaftlichen Arbeit lauten:

- Können Biomarker wie der Körperfettanteil, das organische Fettgewebe oder die Muskelmasse beeinflusst werden?
- Wie wirkt sich das Gesundheitswandern auf physische und psychische Parameter aus?
- Ist es mit regelmäßigem Training mittels Gesundheitswanderungen möglich, das subjektive Wohlempfinden zu verbessern?

Weitere Ziele bestehen darin, zu erkennen, auf welche Bereiche der Gesundheit sich das Gesundheitswandern auswirken kann und ob die Durchführung von 5 oder 10 Gesundheitswanderungen langfristig die Motivation für mehr Bewegung anregen können.

## 4.2 Studiencharakterisierung

Die Probanden für die SRH Gesundheitswanderstudie 2019 wurden über unterschiedliche Wege rekrutiert: Annoncen in Zeitungen und Onlineportalen, Anwerbungen mithilfe von Radiosendern (SWR 1 und SWR 4 Rheinland-Pfalz), der Wanderhomepage der BKK Pfalz (www.wanderfit.de) und der Homepage der SRH Hochschule für Gesundheit (www.gesundheitshochschule.de).

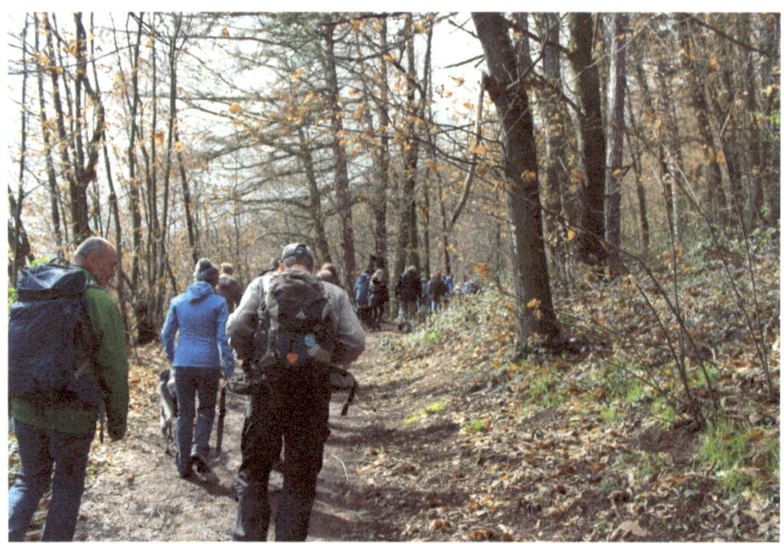

*Abbildung 4: Die ersten Schritte bei einer Gesundheitswanderung*

Am 16.03.2019 fand eine Informationsveranstaltung in der Sportschule des Südwestdeutschen Fußballverbandes (SWFV) im südpfälzischen Edenkoben incl. anderthalbstündiger Probewanderung statt. Dabei stellten sich das Forschungsteam der SRH Hochschule für Gesundheit, Campus Karlsruhe und die Wanderführer der BKK Pfalz den Interessenten vor.

104 potentielle Probanden nahmen an dem Treffen teil (siehe Abb. 1). Es bestand die Möglichkeit, sich direkt zur Studie anzumelden. Am 10.04. und 17.04.2019 wurden die Probanden zu Voruntersuchungen eingeladen, dabei die relevanten Daten von 64 Probanden erhoben. Nach den Voruntersuchungen erfolgte die Randomisierung bzw. Aufteilung auf vier Gruppen. Fünf Probanden haben sich nach den Voruntersuchungen abgemeldet und wurden keiner Gruppe zugeteilt.

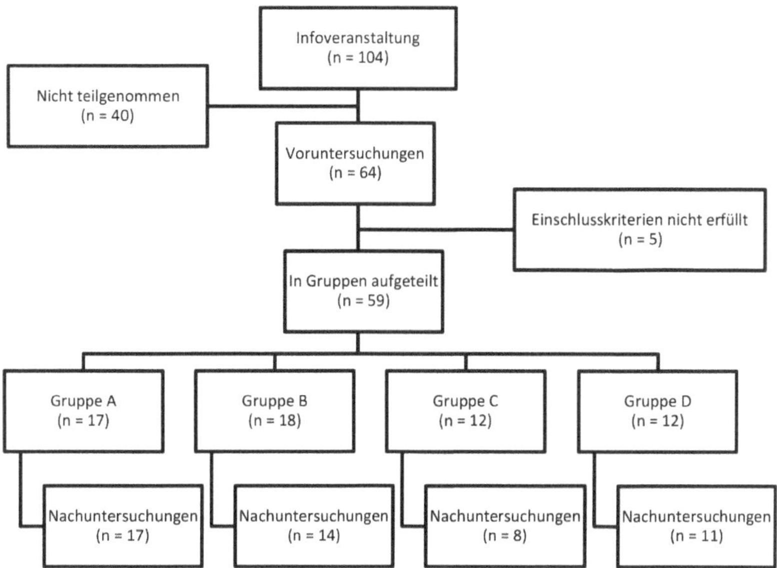


*Abbildung 5: Flussdiagramm der Studie*

Wie in der Abbildung 5 dargestellt, erfolgt die Randomisierung der Teilnehmer in vier Gruppen. Für die Gruppe A und B sind 10 Wanderungen vorgesehen und für die Gruppen C und D sind 5 verpflichtende Wanderungen geplant.

## 4.3 Studiendesign

Es wurde eine randomisierte Feldstudie mit qualitativen und quantitativen Elementen durchgeführt. Die Abbildung 6 zeigt das dazugehörige Studiendesign:

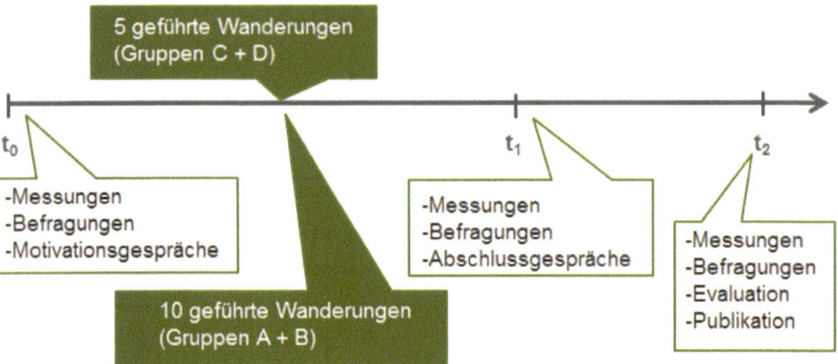


*Abbildung 6: Studiendesign*

Vor Studienbeginn fand bei den beteiligten Personen eine Befragung zu ihrem jeweiligen Gesundheitszustand statt. Danach wurde über die Teilnahme entschieden. Bei Probanden mit gesundheitlichen Beschwerden musste im Einzelgespräch die Eignung zur Teilnahme besprochen werden. Grundlage waren u.a. spezifische Screening-Verfahren und eine Analyse nach sogenannten „red und yellow flags". Ausgeschlossen wurden danach Personen mit schweren Erkrankungen. Ein weiteres Ausschlusskriterium waren zu lange Reisezeiten zu den jeweiligen Orten der Wanderungen. Um die Untersuchung durchzuführen, wurden spezifische Fragebögen, Bewegungssensoren, die Bioelektrische Impedanzanalyse, Messverfahren zur Ermittlung von Puls, Blutdruck sowie der Koordinationsfähigkeit eingesetzt.

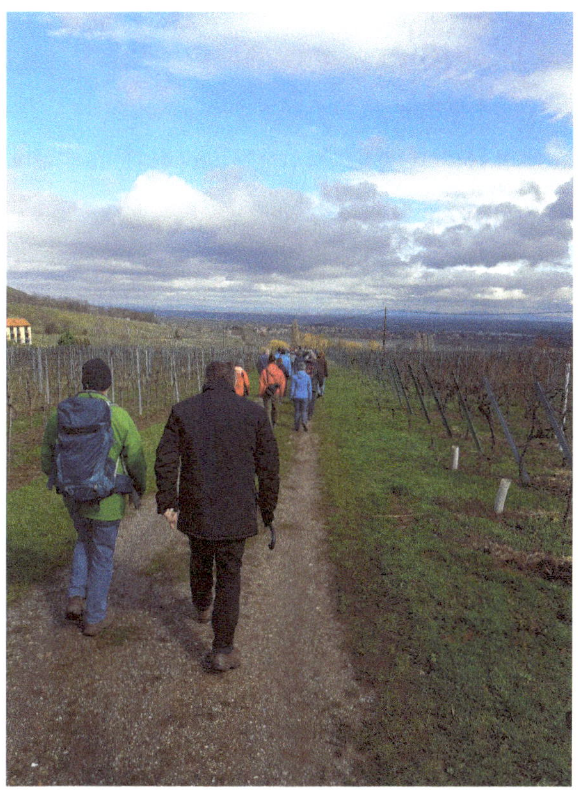

*Abbildung 7: Gesundheitswanderer im Gespräch*

Die Gesundheitswanderungen wurden an fünf unterschiedlichen Routen durchgeführt (siehe Anhang). Jede Gruppe konnte dieselben Routen bewandern. Gruppe A und B wanderten jede Route doppelt und bildeten somit die 10er Gruppen, während Gruppe C und D jede Route nur einmal bewanderten und damit die 5er Gruppen darstellten. Die Länge der Wanderrouten variierte von 2,6 bis 3,4 km. Sie umfassten zwischen 15 und 95 Höhenmetern. Alle Routen waren Rundwege, sodass die Höhenmeter im Auf- und Abstieg identisch waren. Die Wanderungen dauerten jeweils 90 Minuten und fanden ein Mal wöchentlich statt. Alle Gruppen wurden von zertifizierten Gesundheitswanderführern (Deutscher Wanderverband) geleitet. Die Hälfte der Wanderführer besaß darüber hinaus noch die Grundqualifikation um Präventionskurse nach § 20 SGB V durchzuführen.

## 4.4 Übungen zur Förderung der Koordination, der Mobilisation und der Kräftigung

Bei den Übungen zur Koordination und Kräftigung findet ein methodisch wiederholtes Handeln sowie eine Aneignung von Fertigkeiten und Fähigkeiten statt. Gekennzeichnet sind diese durch die Prinzipien der Intensität, Dichte, Dauer, des Umfangs, der Häufigkeit und der Bewegungsfrequenz.

Schnabel et al. (2008) definieren die koordinativen Fähigkeiten als motorische Fähigkeiten, welche durch Prozesse der Bewegungsregulation bedingt sind. Sie stellen relativ verfestigte und generalisierte Verlaufsqualitäten dieser Prozesse dar, sind Leistungsvoraussetzungen zur Bewältigung dominant koordinativer Anforderungen. Charakteristisches Merkmal koordinativer Fähigkeiten ist die jeweils spezifische Einheit von Wahrnehmung und motorischer Realisierung.

Koordinative Fähigkeiten lassen sich differenzieren in die „Koordination unter Zeitdruck (KZ)" als „komplexe motorische Fähigkeit im Schnittpunkt von energetischen und informationsorientierten Prozessen" und einer „Koordination bei Präzisionsaufgaben (KP)" als „isolierte motorische Basisdimension des informationsorientierten Fähigkeitsbereiches" (Bös et al., 2009a, S. 16; Roth, 1982). Zahlreiche Autoren (Bös & Mechling, 1983; Hirtz, 1985; Martin, Nicolaus, Ostrowski, & Rost, 1999) sehen die folgenden koordinativen Fähigkeiten als grundlegend und leistungsbestimmend an:

- Differenzierungsfähigkeit: Fähigkeit zur Feinabstimmung von Körper- bzw. Teilkörperbewegungen
- Orientierungsfähigkeit: Bestimmung und Veränderung der Lage des Körpers in Raum und Zeit
- Gleichgewichtsfähigkeit: Halten und Wiederherstellen des Körpergleichgewichts
- Reaktionsfähigkeit: schnellstmögliche zweckmäßigste Ausführung eines Bewegungsmusters auf ein Signal hin

- Rhythmusfähigkeit: zeitliche Gliederung eines wiederkehrenden Bewegungsmusters
- Koppelungsfähigkeit: Koordination von Teilkörperbewegungen
- Umstellungsfähigkeit: Anpassung einer zielgerichteten Handlung aufgrund von Situationsveränderungen

Der menschliche Körper passt sich beim Koordinations- aber auch dem Krafttraining an die von ihm geforderte Belastung an. Das allgemeine Krafttraining bewirkt eine sportartunabhängige Kräftigung der Skelettmuskulatur. Nach Hollmann & Hettinger (2000) wird dadurch die Kraft zahlreicher Muskelgruppen gesteigert. Bei dem spezifischen Training hingegen werden gezielte und bestimmte Muskelgruppen angesprochen. Eine verstärkte Rekrutierung, Frequentierung und Synchronisation der motorischen Einheiten ermöglicht dann eine verbesserte inter- und intramuskuläre Muskelhyperthrophie und Koordination (Weineck, 2000). Der Umfang und die vorhandene Struktur der Skelettmuskulatur sind ausschlaggebend für das Niveau der motorischen Kraftfähigkeit des Menschen.

Nachfolgend einige Übungen zu den motorischen Fähigkeiten der Koordination, Mobilisation und der Kräftigung. Sie dienen als Anregung für die aktive Pause bei Gesundheitswanderungen, zugleich sind sie Teil der SRH Studie 2019:

**Übungsempfehlung 1: Leichte Kniebeuge**

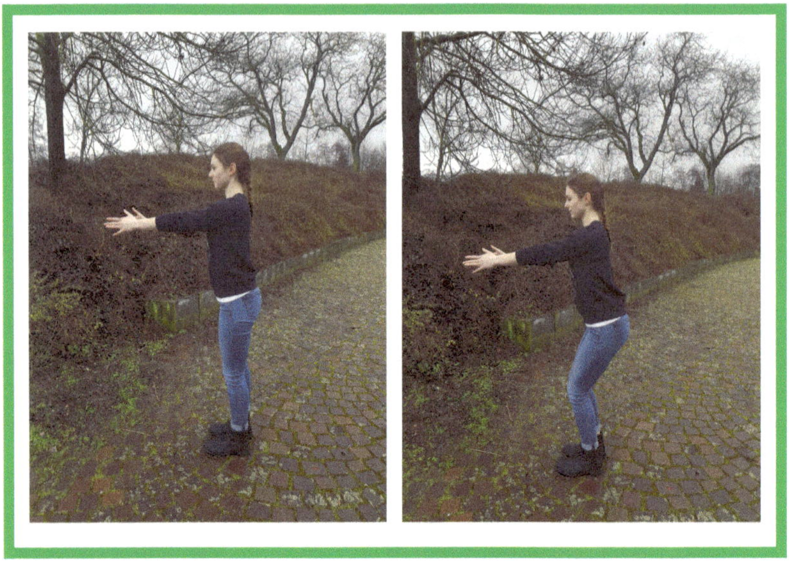

*Abbildung 8: Übungsbeschreibung der leichten Kniebeuge*

Übungsbeschreibung: Leichte Kniebeuge

- Im Stand bitte das Gesäß anspannen
- Gewicht leicht nach vorne verlagern und etwas in die Knie gehen
- Dabei werden die Arme vor dem Körper gehalten
- Der Rücken soll nicht zum Rundrücken werden!
- Versuchen Sie 10 Wiederholungen in Serie
- Wenn Sie sich intensiver fordern möchten, dann können Sie gerne Ihren Wanderrucksack mit den Armen festhalten

## Übungsempfehlung 2: Dehnung der seitlichen Rumpfmuskulatur

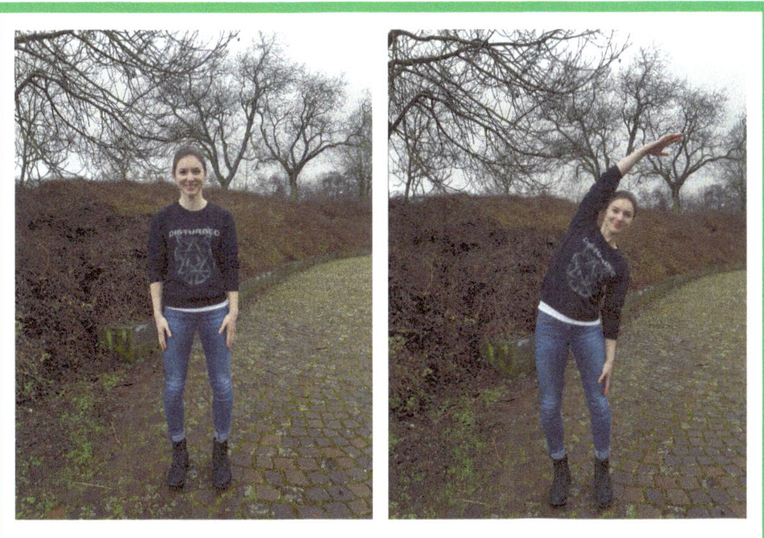

*Abbildung 9: Übungsbeschreibung für die Dehnung der seitlichen Rumpfmuskulatur*

Übungsbeschreibung:

- Hüftbreiter, stabiler Stand
- Den rechten Arm Richtung Himmel ausstrecken und dabei die Schultern aktiv nach hinten zusammenziehen
- Der Oberkörper neigt sich dann nach links und soll in der Position kurz (5–20 Sekunden) gehalten werden. Dabei ist eine Dehnung der rechten Körperseite zu spüren
- Danach bitte Seitenwechsel

## Übungsempfehlung 3: Liegestütz im Stehen

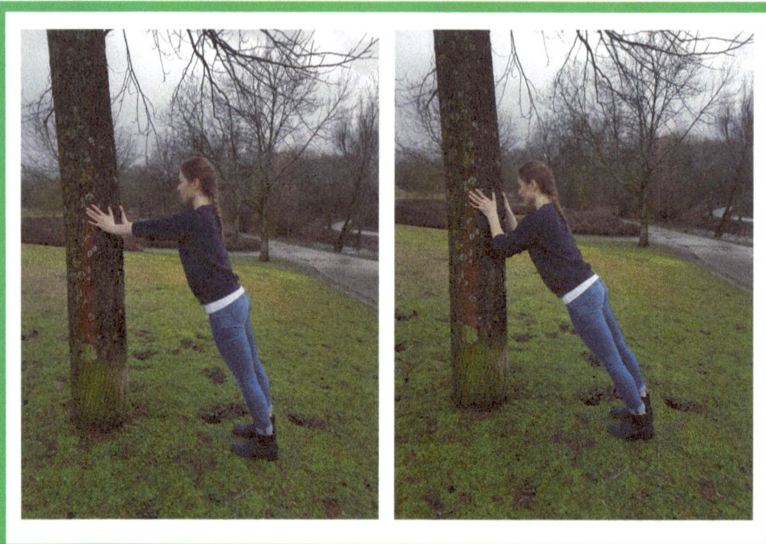

*Abbildung 10: Übungsbeschreibung für den Liegestütz im Stehen*

Übungsanleitung:

- Hüftbreiter, stabiler Stand mit etwa einem halben Meter Abstand zu dem Baum
- Hände auf der Schulterhöhe an dem Baum fixieren
- Ellenbogen beugen, die Körpermitte nach vorne verlagern und dabei die Körperspannung halten
- Danach langsam wieder in die Ausgangsstellung zurück
- Versuchen Sie 10 Wiederholungen in Serie zu absolvieren
- Wenn Sie die Übung intensivieren wollen, dann wählen Sie einen größeren Abstand zum Baum

## Übungsempfehlung 4: Auf der Stelle gehen

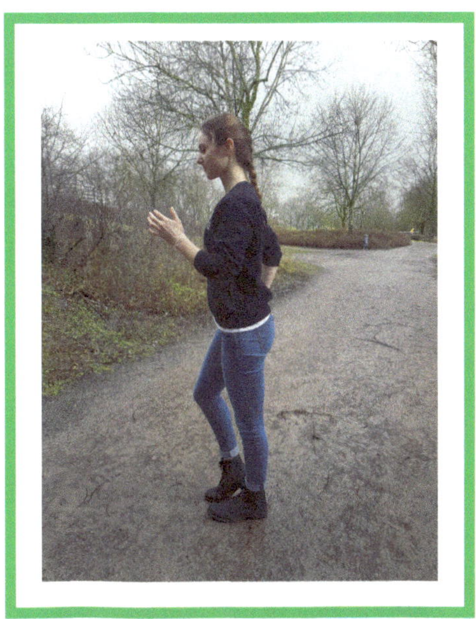

*Abbildung 11: Übungsbeschreibung für die Übung „Auf der Stelle gehen“*

Übungsanleitung:

- Fersen abwechselnd anheben
- Zehenballen auf dem Boden lassen
- Arme aktiv mitschwingen
- Versuchen Sie in 30 Sekunden die maximale Anzahl an Wiederholungen zu absolvieren

### Übungsempfehlung 5: Gute Zeiten & schlechte Zeiten

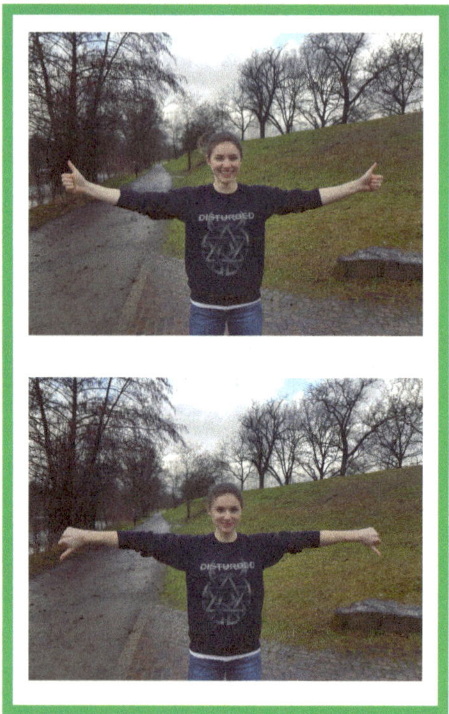


*Abbildung 12: Übungsbeschreibung für die Übung „Gute Zeiten & schlechte Zeiten"*

Übungsanleitung:

- Stabiler, aufgerichteter Stand
- Die Arme sind auf der Schulterhöhe ausgestreckt und die Daumen zeigen nach oben (→ GUTE ZEITEN)
- Die Schulterblätter werden zusammengezogen, so dass eine leichte Spannung im Brustkorb zu spüren ist
- Diese Position 30 bis 60 Sekunden halten
- Danach werden die Daumen nach unten geführt und die Spannung trotzdem im Oberkörper gehalten (→ SCHLECHTE ZEITEN)
- Auch diese Position bitte 30 bis 60 Sekunden halten

## Übungsempfehlung 6: Beckenkreisen

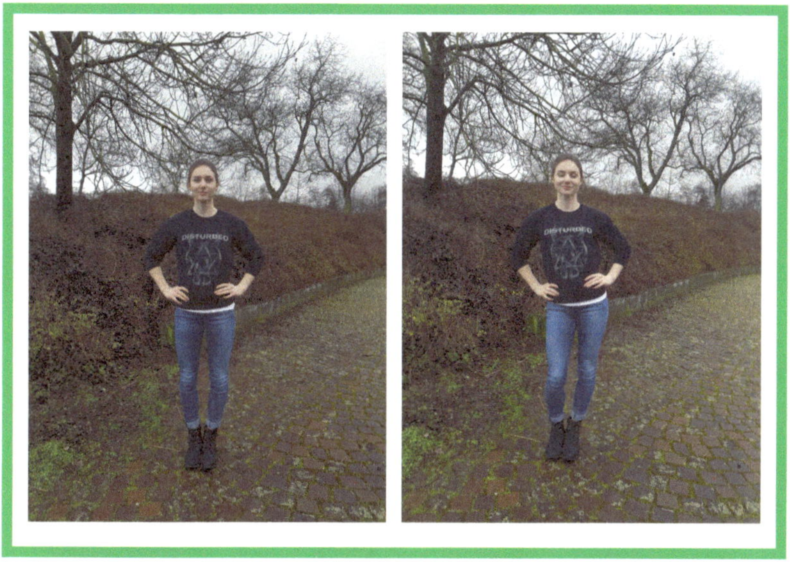

*Abbildung 13: Übungsbeschreibung für die Übung „Beckenkreisen"*

Übungsbeschreibung:

- Um das Becken zu mobilisieren, bitte beide Hände an das Becken stützen
- Gleichmäßig das Becken in eine Richtung kreisen
- Versuchen Sie 10–20 Wiederholungen und probieren Sie pro Runde einen größeren Kreis durchzuführen
- Danach bitte Richtungswechsel

**Übungsempfehlung 7: Mobilisierung der Brustwirbelsäule**

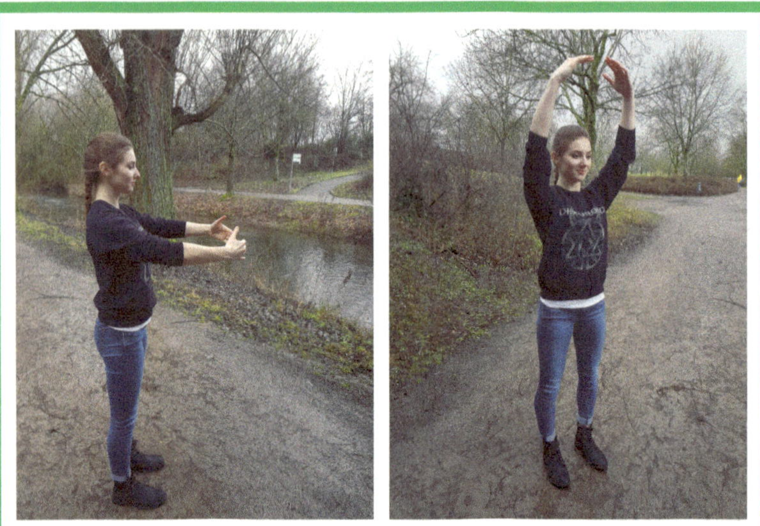

*Abbildung 14: Übungsbeschreibung für die Mobilisierung der Brustwirbelsäule*

Übungsbeschreibung:

- Die Arme sind nach vorne ausgestreckt und mit der Einatmung werden die Hände ausgestreckt nach oben geführt
- Mit der Ausatmung werden die Hände wieder nach unten geführt
- Um die Übung zu intensivieren, können Sie bei der Einatmung zusätzlich noch auf die Zehenspitzen gehen. Beim Ausatmen dann wieder in die Ausgangsstellung zurückgehen

## Übungsempfehlung 8: Kniebeugen

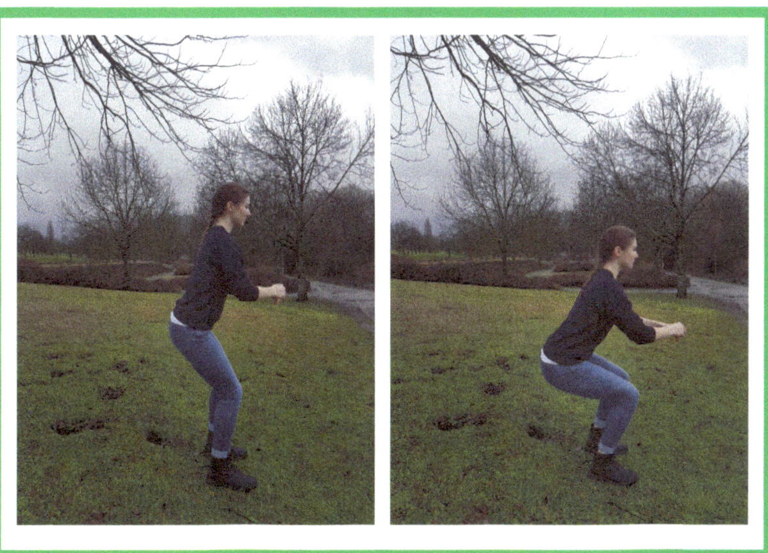

*Abbildung 15: Übungsbeschreibung für die Kniebeugen*

Übungsbeschreibung:

- Hüftbreiter und stabiler Stand
- Die Schulterblätter leicht nach hinten zusammenführen
- Knie und Hüfte beugen und gleichzeitig die Arme vor dem Körper halten
- Der Oberkörper bleibt dabei aufgerichtet
- Danach wieder aufrichten und in den stabilen Stand gehen
- Probieren Sie 10–20 Wiederholungen in Serie

### Übungsempfehlung 9: Mobilisation der Halswirbelsäule

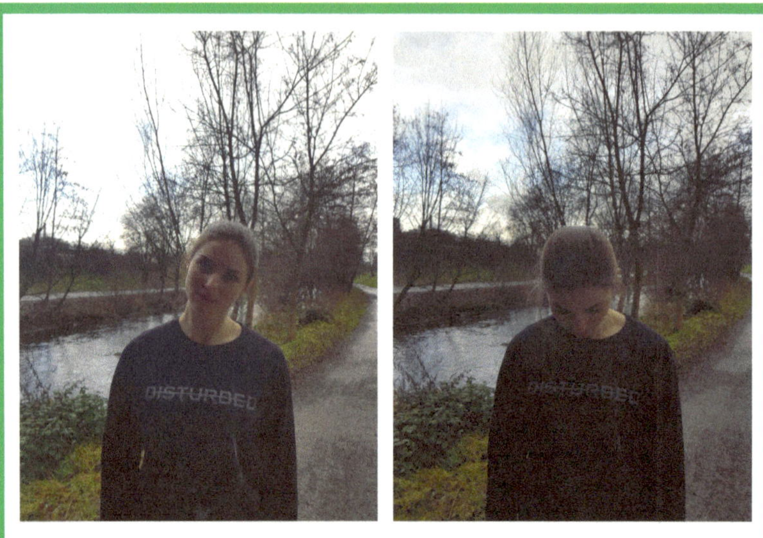


*Abbildung 16: Übungsbeschreibung für die Mobilisation der Halswirbelsäule*

Übungsbeschreibung:

- Nehmen Sie einen stabilen Stand ein und spannen Sie die Bauchmuskulatur leicht an
- Kopf zur Seite neigen und wieder aufrichten, nach links und rechts
- Den Kopf bitte langsam und gleichmäßig bewegen
- Versuchen Sie je Bewegungsrichtung 5 Wiederholungen
- Danach wird die Bewegungsrichtung geändert: Den Kopf nach vorn neigen und wieder aufrichten
- Wenn Sie die Übung intensivieren wollen, dann strecken Sie die beiden Hände so nah wie möglich zum Boden. Dabei aber zusätzlich die Körperspannung nicht verlieren, denn die Bauchmuskulatur bleibt leicht angespannt

## Übungsempfehlung 10: Ausfallschritt

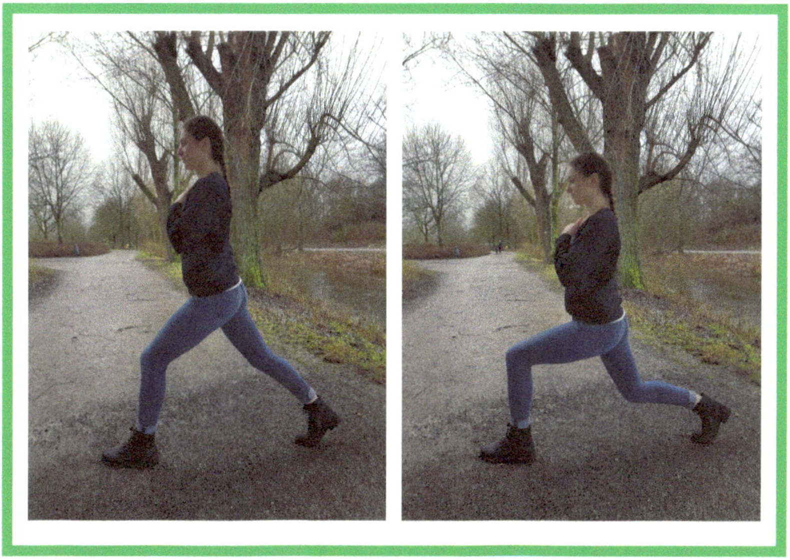

*Abbildung 17: Übungsbeschreibung für den Ausfallschritt*

Übungsbeschreibung:

- Für die Ausgangsposition bitte einen großen Schritt nach vorne gehen
- Dabei bleiben die Fußspitzen des hinteren Beins auf dem Boden
- Die Arme sind vor dem Körper verschränkt
- Dann senken Sie Ihren Oberkörper bitte nach unten und ziehen dabei die Schulterblätter leicht zurück
- Den Oberkörper bitte nicht nach vorne abknicken!
- Versuchen Sie hier pro Bein 10–25 Wiederholungen
- Zur Intensitätssteigerung können Sie gerne Ihren Wanderrucksack vor der Brust als Zusatzgewicht nehmen

## Übungsempfehlung 11: Schulterkreisen

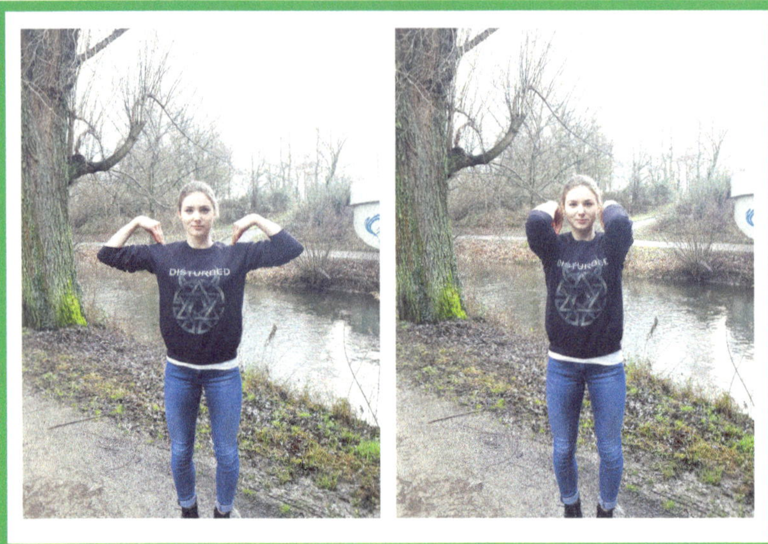


*Abbildung 18: Übungsbeschreibung für das Schulterkreisen*

Übungsbeschreibung:

- Die Ellenbogen beugen
- Hände bitte soweit wie möglich zu den Schultern bringen
- Dann die Schultern langsam nach hinten kreisen
- Versuchen Sie 10–15 Wiederholungen und machen Sie pro Wiederholung mit Ihren Schultern einen größeren Kreis
- Anschließend bitte die Bewegungsrichtung wechseln

## Übungsempfehlung 12: Dips

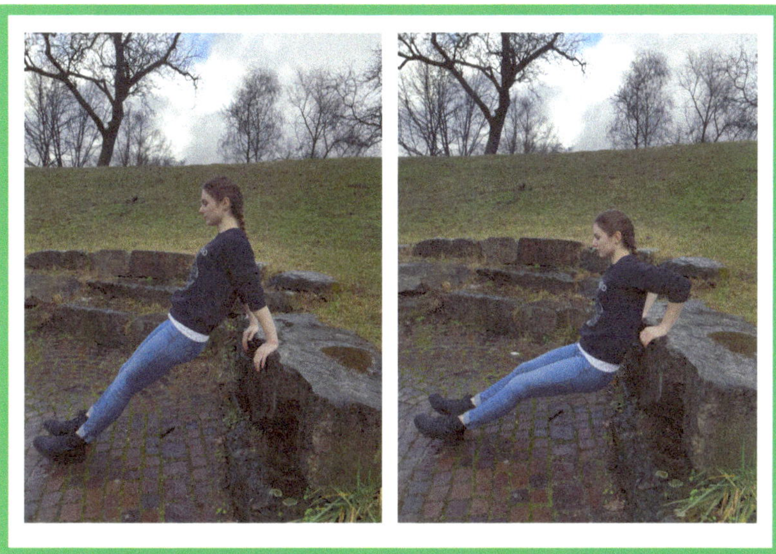

*Abbildung 19: Übungsbeschreibung für die Dips*

Übungsbeschreibung:

- Die Hände auf dem Felsen/einer Bank aufstützen
- Den Oberkörper aufrichten und die Bauchmuskulatur anspannen
- Mit der Kraft der Arme den Oberkörper nach oben drücken
- Anschließend den Oberkörper langsam wieder absenken
- Wiederholen Sie diese Übung 5–15 mal in Serie

**Übungsempfehlung 13: Mobilisation der Brustwirbelsäule**

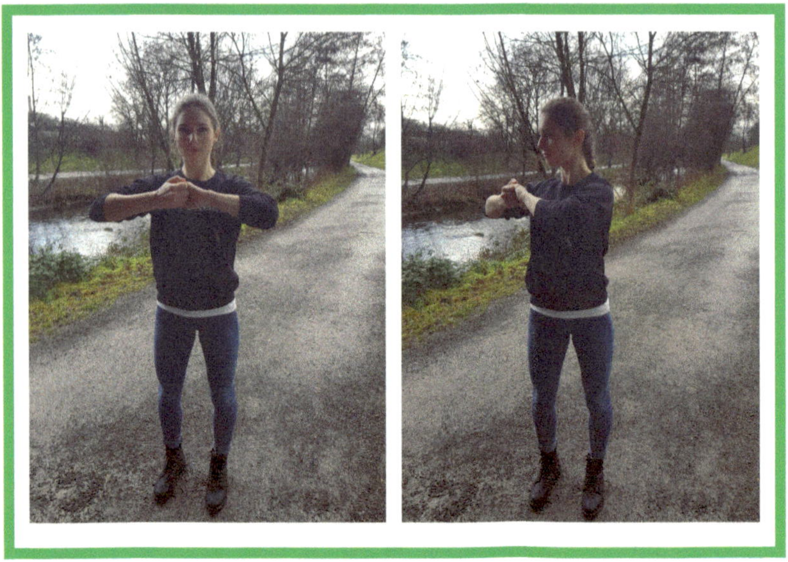

*Abbildung 20: Übungsbeschreibung für die Mobilisation der Brustwirbelsäule*

Übungsbeschreibung:

- Ausgangsposition: Hüftbreiter, stabiler Stand
- Bitte ziehen Sie die Schulterblätter leicht zusammen und spannen Sie das Gesäß an
- Die Hände bzw. Finger bitte vor dem Körper auf Brusthöhe verschränken
- Den Oberkörper drehen, ohne das Becken mitzubewegen
- In dieser Endposition bleiben Sie bitte 5 Sekunden
- Bitte wiederholen Sie diese Übung 5–10 Mal in Serie
- Im Anschluss erfolgt dann der Richtungswechsel

## 4.5 Eine Wanderroute aus der Gesundheitswanderstudie

In der Abbildung 21 folgt ein Beispiel einer ausgewählten Wanderroute. Am vereinbarten Ausgangs- und Zielpunkt wurde sich dazu verabredet. Die abgebildete Strecke führt mit 3,4 Kilometern und 95 Höhenmetern von St. Martin zur Kropsburg und zurück.

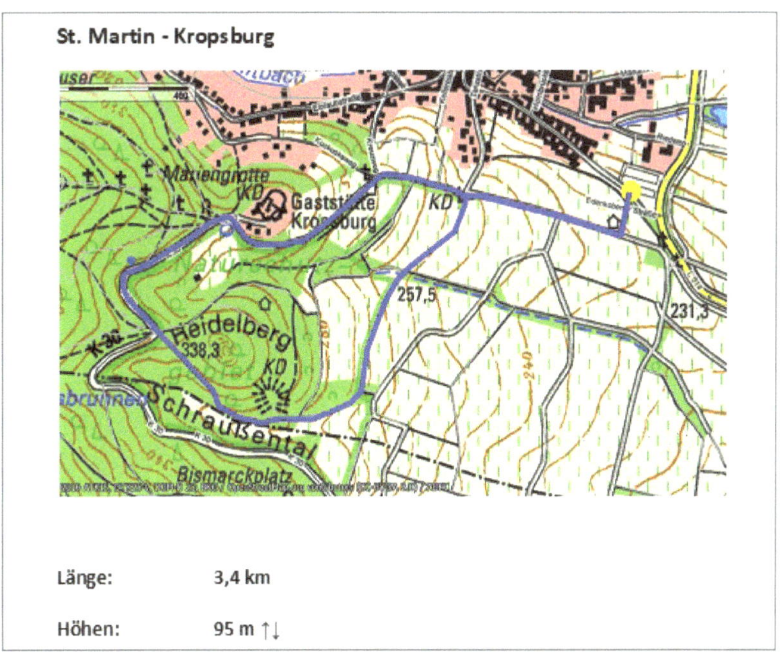


*Abbildung 21: Eine Wanderroute aus der SRH Gesundheitswanderstudie 2019*

Exemplarisch wurden auf dieser ausgewählten Strecke zwei aktive Pausen eingelegt. Die Schwerpunkte des Trainings lagen bei den motorischen Grundeigenschaften der Koordination und Kräftigung. Darüber hinaus informierten die Wanderführer bei den Gesundheitswanderungen regelmäßig über weitere gesundheitsrelevante Themen sowie regionale und kulturelle Gegebenheiten der Region Südpfalz.

# 5 Ergebnisse

Die wissenschaftliche Literaturrecherche führt mehrere Studien zum Thema Wandern auf: Hepperger et al. zeigen 2016, dass die Rehabilitation nach Totalendoprothese des Kniegelenks mithilfe von Wandern erfolgreicher sein kann als ohne sportliche Tätigkeit. Die Probanden erlangen schneller ihre gewohnte Lebensqualität und Funktion des Bewegungsapparates wieder.

Jenkins et al. konstatieren 2017, dass Wandern aufgrund der motorischen Anforderung auf das Gleichgewichtssystem ein gewisses Risiko für Diabeteserkrankte darstellen kann. Diese vermeintlichen Gefahren bieten aber zugleich die Chance diese Funktionen zu verbessern. Im Gegensatz zu anderen Arten der Aktivität, bietet das Wandern durch den regelmäßigen Szenenwechsel und die Nähe zur Natur Vorteile für Körper und Seele.

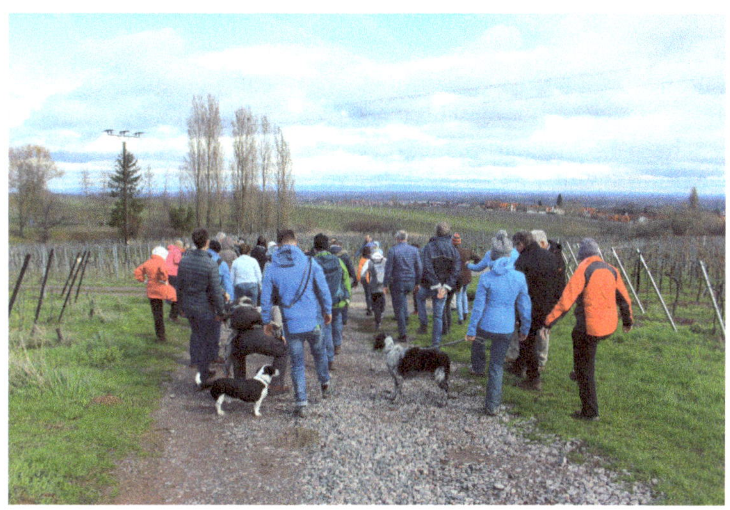

*Abbildung 22: Studienteilnehmer während einer Gesundheitswanderung*

Sturm et al. zeigen 2012, dass regelmäßiges Wandern bei Suizidgefährdeten hilft, um die Suizidgedanken, Depressionen und Hoffnungslosigkeit zu senken. Zugehörigkeitsgefühl und physische Ausdauer sind bei diesen Probanden gestiegen.

Die durchgeführte Studie zum Gesundheitswandern zielt auf kein spezielles Krankheitsbild ab, sondern überprüft ob Gesundheitswandern im Breitensport eine Empfehlung sein kann.

## 5.1 Probandencharakterisierung

Die teilnehmenden Probanden (n=50) können unter verschiedenen Gesichtspunkten charakterisiert werden: 21 Teilnehmer waren männlich, 29 weiblich. Das durchschnittliche Alter lag, mit einer Standardabweichung von ± 11,8 Jahren, bei 59,7 Jahren. 94 % der Teilnehmer waren 40 Jahre oder älter und 64 % aller Wanderer waren 60 Jahre oder älter. Die durchschnittliche Größe der Probanden betrug 169,3 cm. Die kleinste Person maß 149 cm, die größte 186 cm. Die Berechnung des durchschnittlichen Körpergewichts ergab 77,8 Kilogramm.

Die Studienteilnehmer wurden in vier Gruppen aufgeteilt: In zwei Gruppen mit je 10 Wanderungen und in zwei Gruppen mit je 5 Wanderungen. Zu den Gruppen mit zehn Wanderungen gehörten elf Männer und 20 Frauen, zu denen mit 5 Wanderungen zehn Männer und neun Frauen. Das Durchschnittsalter der 10er Gruppen wurde mit 57,2 Jahren (± 11,9 Jahre) ermittelt. Das Alter der 5er Gruppen lag durchschnittlich bei 63,7 Jahren (± 10,4 Jahre). Die Durchschnittsgröße der 10er Gruppen betrug 169,1 cm ( ± 9 cm), bei den 5er Gruppen lag es bei 169,6 cm ( ± 7,8 cm). Das Durchschnittsgewicht der 10er Gruppe ergab 76,8 kg (± 16,7 kg), das der 5er Gruppen lag bei 79,5 kg (± 14,7 kg).

## 5.2 Veränderung der Körperzusammensetzung

Mit Hilfe der BIA (Bioelektrischen Impedanz Analyse) werden Veränderungen der Körperzusammensetzung aufgezeigt. Veränderungen des BMI, des prozentualen und absoluten Körperfettanteils, der gesamten Skelettmuskelmasse und des viszeralen Fettlevels werden hier hervorgehoben.

### 5.2.1 Veränderungen des BMI

Der Body Mass Index (BMI) wird berechnet, indem das Körpergewicht durch die Körpergröße im Quadrat geteilt wird. Er dient zur Einschätzung des Körperfettanteils. Limitationen des BMI bestehen darin, dass die Knochenstruktur, der Fettanteil sowie die Muskelmasse nicht berücksichtigt wird (vgl. Rothmann, 2008).

58 % der Probanden reduzierten ihren BMI, 2 % hatten keine Veränderung, während bei 40 % der Probanden ein gestiegener BMI gemessen wurde. Im Mittel ist der BMI der Probanden um 0,16 (± 0,5) gesunken. Die maximale Reduktion des BMI lag bei 1,3, der maximale Anstieg bei 0,7 (p-Werte = n.s.).

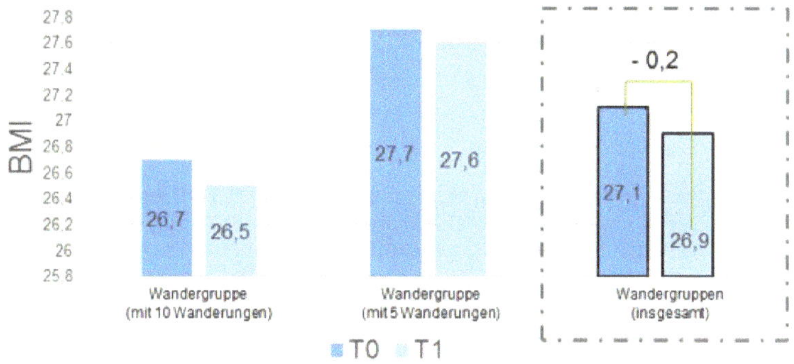


*Abbildung 23: Veränderung des BMI*

Abbildung 23 zeigt die Unterschiede zwischen den Wandergruppen mit fünf Wanderungen und denen mit zehn. Die 10er Gruppen hatten anfangs einen Mittelwert von 26,7 (± 4,5), der sich auf 26,5 (± 4,4) reduzierte. Die 5er Gruppen hatten zu Beginn einen Mittelwert von 27,7 (± 5,2). Dieser senkte sich nach der Intervention auf 27,6 (± 5,2) ab. Eine Reduzierung des BMI wird häufig mit einem gesünderen Lebensstil in Verbindung gebracht.

### 5.2.2 Veränderungen des Körperfettanteils

Das Körperfett dient vor allem als Energiespeicher und zur Wärmeisolation, kann jedoch auch Hormone und Vitamine bilden (Giebel, 2016). In Abbildung 24 ist ersichtlich, wie sich dieser Anteil der Probanden prozentual veränderte. 80% aller Gesundheitswanderer haben anteilig Körperfett verloren, 18% (n = 9) der Probanden nahmen an Fettgewebe zu. Bei 2 % (n = 1) der Testpersonen konnte keine Veränderung des Körperfettanteils festgestellt werden.

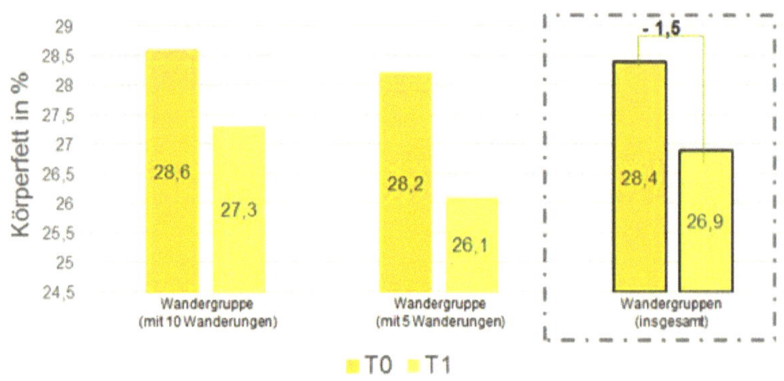


*Abbildung 24: Veränderung des prozentualen Körperfettanteils*

Bei den Veränderungen des prozentualen Körperfettanteils lag der Mittelwert bei -1,6% (± 2 %). Die maximale Reduktion wurde bei einem Probanden mit 5,9 % erfasst. Der größte Zuwachs an Körperfettgewebe lag bei 2,3 %. Die 10er Gruppe reduzierte ihren durchschnittlichen Körperfettanteil um -1,3% ( ± 2,1 %), und die 5er Gruppe verlor 2% ( ± 1,6 %; $p<0,0001$) an Körperfettgewebe.

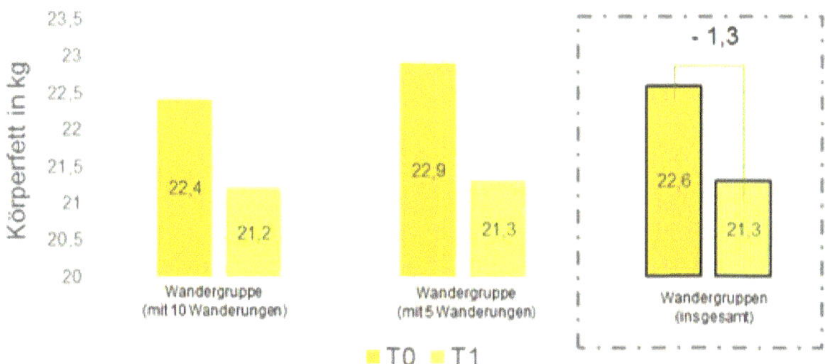


*Abbildung 25: Veränderung des absoluten Körperfettanteils*

Abbildung 25 zeigt die Veränderungen des absoluten Körperfetts. 86 % der Probanden (n = 43) konnten Fettmasse verlieren und bei 14 % (n = 7) konnte eine Zunahme berechnet werden. Die Veränderung des Anteils liegt im Mittelwert bei -1,32 kg (± 1,5kg). Beide Gruppen veränderten sich unterschiedlich. Die 10er Gruppen konnten das Körperfett durchschnittlich um 1,3 kg (± 2,1 kg) senken, während die 5er Gruppen eine Reduktion von 1,6 kg (± 1,1 kg; p < 0,00001) aufzuweisen hatten. Diese Reduktion des Körperfettanteils kann sich positiv auf Beschwerden am Bewegungsapparat auswirken.

### 5.2.3 Veränderungen des viszeralen Körperfettgewebes und des Bauchumfangs

Viszerales Fettgewebe ist in der Bauchhöhle eingelagert. Es umgibt die inneren Organe, dient dem mechanischen Schutz der Verdauungsorgane sowie als Energiereserve bei Nahrungsmangel. Aufgrund der hormonellen Aktivität des viszeralen Fettgewebes erhöht sich bei Volumenzunahme das Risiko für Herz-Kreislauf-Erkrankungen und Diabetes Mellitus Typ 2 (Anzelini, 2019).

Das viszerale Fettgewebe ist insgesamt bei 44% aller Probanden gesunken. Bei 50 % (n = 25) der Studienteilnehmer blieb das viszerale Fettgewebe unverändert und bei 6 % (n = 3) war eine leichte Steigerung festzustellen. Folglich darf festgehalten werden, dass eine durchschnittliche Reduzierung des viszeralen Fettgewebes von -0,4 cm signifikant ist (p<0,0001).

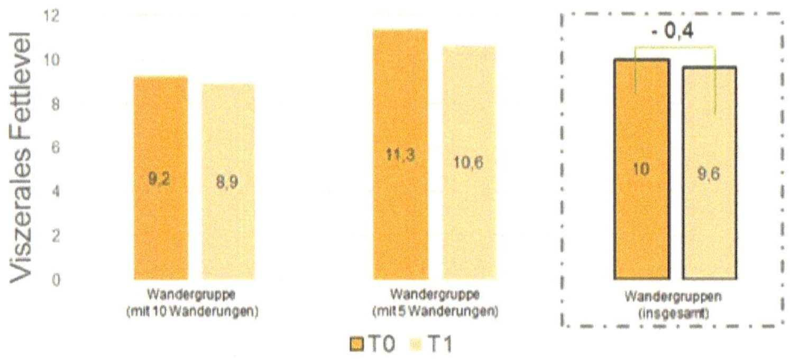


*Abbildung 26: Veränderung des viszeralen Körperfettgewebes*

Die Berechnungen zeigen eine starke positive Korrelation zwischen der Veränderung des viszeralen Fetts und des gesamten Körperfetts (Korrelationskoeffizient >0,7, p-Werte <0,00001). Die Probanden, deren viszerales Fettlevel am stärksten gesunken ist, haben den größten Verlust an Körperfett. Eine starke negative Korrelation besteht zwischen dem viszeralen Fettgewebe und der Skelettmuskulatur (Korrelationskoeffizient <-0,5, p-Werte <0,0001). Dadurch ist erkennbar, dass die Zunahme an Skelettmuskulatur mit der Abnahme des viszeralen Fetts in einer Wechselbeziehung stehen kann.

Als abdominelle Adipositas wird die übermäßige Ansammlung von Fett im Bauchraum bezeichnet. Adipositas im Allgemeinen und vor allem die abdominelle Adipositas begünstigt dabei das Auftreten von kardiovaskulären Erkrankungen und ist ein unabhängiger Risikofaktor für die Gesamtmortalität (Kivimäki et al., 2017). Die Erfassung des Bauchumfangs, welche eine einfache und kostengünstige Methode zur Feststellung des abdominellen Risikos ist (Fang, Berg, Cheng & Shen, 2018), wurde auch bei dieser Studie angewandt. Die Referenzwerte hängen dabei von der Ethnie und dem Geschlecht der Person ab. Für Europäer gelten dabei Werte über 88cm bei Frauen und über 102cm bei Männern als ein deutlicher Risikofaktor (WHO, 2011).

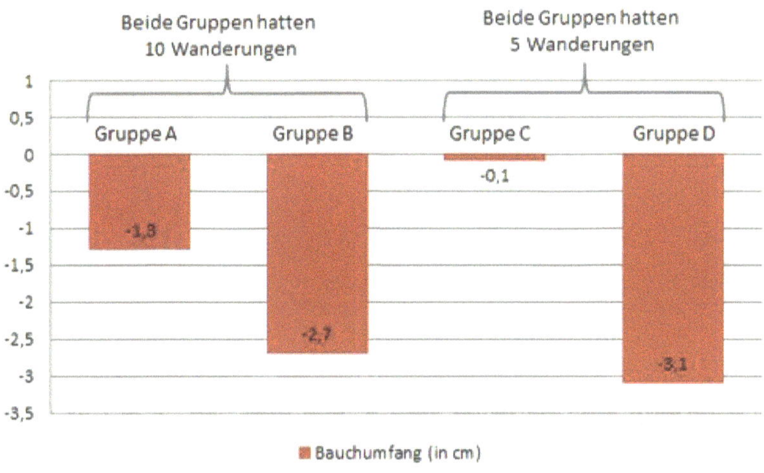


*Abbildung 27: Veränderung des Bauchumfangs*

In der dargestellten Graphik zum Bauchumfang ist ersichtlich, dass alle vier Gruppen ihren Bauchumfang im Durchschnitt reduzieren konnten. Im Mittel ist der Bauchumfang aller Probanden um 1,9 cm (± 7,96 cm; p = 0,051) gesunken. Die Reduktion des viszeralen Fettgewebes verringert das Risiko an Typ II Diabetes, Schlaganfall oder Herzinfarkt zu erkranken.

### 5.2.4 Veränderungen der Muskelmasse

Die Skelettmuskulatur erfüllt im menschlichen Körper essentielle Aufgaben. Dazu gehören exemplarisch die aktive Bewegung, die aufrechte Körperhaltung sowie die Produktion von Wärme (Huch, 2015). 72 % der Probanden konnten Muskelmasse aufbauen. Bei 2 % (n = 1) blieb die Muskelmasse unverändert und bei 26 % wurde eine, wenn auch zum Teil sehr geringe, Abnahme der Muskelmasse festgestellt. Im Mittelwert ergibt sich eine Zunahme der Muskelmasse von 0,84 kg (± 1,6 kg; p-Wert <0,001).

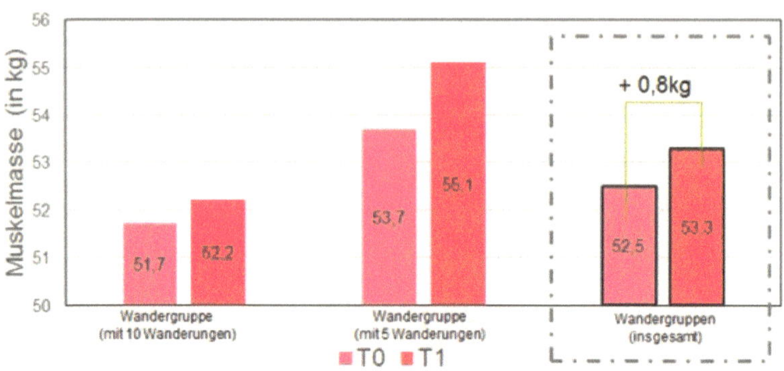


*Abbildung 28: Veränderung der Muskelmasse*

Auch hier konnten in den Gruppen mit 5 Wanderungen größere Veränderungen gemessen werden, da diese Gesundheitswanderer durchschnittlich 1,4 kg (± 1,4 kg) an Muskelmasse zunahmen. Bei den Gruppen mit 10 Wanderungen wurde eine Erhöhung der Skeletmuskulatur um 0,5 kg (± 1,6 kg) gemessen.

Darüber hinaus bestehen Korrelationen zwischen den Veränderungen des absoluten Körperfettgewebes sowie der Skelettmuskulatur. Der BMI korreliert mittelstark positiv mit dem Körperfett (Korrelationskoeffizient >0,37) und etwas stärker mit der Skelettmuskulatur (Korrelationskoeffizient >0,51). Die stärkste negative Korrelation befindet sich zwischen den Veränderungen der Skelettmuskulatur und des Körperfetts (Korrelationskoeffizient <-0,58), denn 94,4 % aller Probanden, die an Muskelmasse aufgebaut haben, bauten ebenfalls Körperfett ab (p <0,02). Die Erhöhung der Muskelmasse belegt einen aktiven Lebensstil und wirkt dem im Alter einhergehenden Kraftverlust sowie dem Abbau an Muskelgewebe entgegen.

## 5.3 Veränderungen des subjektiven Wohlempfindens

Der Fragebogen zum allgemeinen habituellen Wohlbefinden FAHW (Wydra, 2014) umfasst 42 spezifische Fragen. Die Fragen beziehen sich auf das Wohl- und Missbefinden der Personen. Sie unterteilen sich in drei Bereiche, den körperlichen, psychischen und sozialen.

*Tabelle 1: Strukturmodell des allgemeinen Wohlbefindens (aus Wydra, 2014)*

| | Aspekte des Wohlbefindens | Aspekte des Missbefindens |
|---|---|---|
| **Körperlicher Bereich** | Zufriedenheit mit dem momentanen Körperzustand | Körperliche Gebrechen und Schmerzen |
| **Psychischer Bereich** | Ruhe, Ausgeglichenheit und Vitalität | Unsicherheit, Stress und Anspannung |
| **Sozialer Bereich** | Freunde haben, intaktes Familienleben, Eingebundensein in die soziale Gemeinschaft | Einsamkeit und soziale Isolation, Enttäuschung über Mitmenschen |

Mithilfe des FAHW konnte bei der Gesundheitswanderstudie gezeigt werden, wie sich das subjektive Befinden der Probanden nach der Intervention verändert hat.

Abbildung 29 stellt einen Vergleich zwischen den $T_0$- und $T_1$-Werten des FAHW dar. Zu sehen sind der Gesamtwert des allgemeinen habituellen Wohlbefindens sowie die körperlichen, psychischen und sozialen Werte. Im Mittelwert befanden sich sowohl bei $T_0$, als auch $T_1$ alle Gruppen bei einem durchschnittlichen Wohlbefinden.

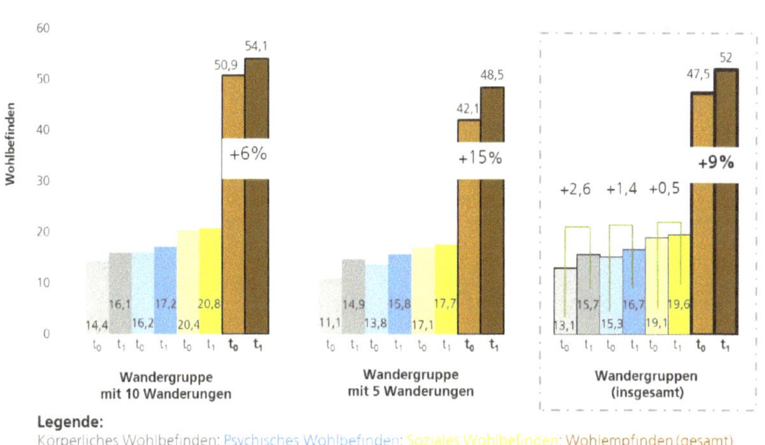


*Abbildung 29: Veränderung des Wohlempfindens*

70 % der Probanden hatten nach der Intervention ein höheres gesamtes Wohlbefinden, 4 % (n = 2) empfanden keine Veränderung

und 26 % (n = 13) eine Verschlechterung. Der durchschnittliche Anstieg bezüglich des Wohlempfindens von 4,4 (± 12,4) bedeutet, dass sich alle Probanden durchschnittlich 9% wohler fühlten. In der Auswertung des FAHW-Fragebogens (vgl. Abb. 29) wird deutlich, dass sich die 5er Gruppe um 15% (+6,4; ±9) und die 10er Gruppe um 6% (+3,2; ±14) wohler fühlten.

Über alle Gruppen hinweg wird deutlich, dass sich die drei Bereiche des FAHW-Fragebogens, nämlich das körperliche Wohlempfinden (Ø +2,6), das psychische Wohlempfinden (Ø +1,4) sowie das soziale Wohlempfinden (Ø +0,5) verbesserten.

Tabelle 2 zeigt, dass vor allem die Personen mit einem zu Beginn der Studie *„unterdurchschnittlichen"* und *„stark unterdurchschnittlichen"* Wohlempfinden eine Verbesserung durch das Gesundheitswandern verspürten. Die Personen, die bereits zu Studienstart ein *„überdurchschnittliches"* oder sogar ein *„stark überdurchschnittliches"* Wohlempfinden angaben, konnten dies nicht noch weiter steigern.

*Tabelle 2: Prozentuale Verteilung der FAHW-Werte im Vergleich von t0 und t1*

| Bewertung | $T_0$ | $T_1$ |
|---|---|---|
| stark unterdurchschnittlich | 12 % (n = 6) | 8 % (n = 4) |
| unterdurchschnittlich | 20 % (n = 10) | 14 % (n = 7) |
| durchschnittlich | 36 % (n = 18) | 46 % (n = 23) |
| überdurchschnittlich | 28 % (n = 14) | 28 % (n = 14) |
| stark überdurchschnittlich | 4 % (n = 2) | 4 % (n = 2) |

## 5.4 Veränderungen des Puls und des Blutdrucks

Als Puls bezeichnet man die Druckwelle, die durch den Blutauswurf des Herzens während der Systole ausgelöst wird und kurzfristig eine Ausdehnung der Gefäße bewirkt. Der normale Ruhepuls bei Erwachsenen liegt zwischen 60 und 80 Schlägen pro Minute. Erhöhte Werte werden mit kardiovaskulären Risikofaktoren wie Übergewicht, Diabetes mellitus Typ II und Arteriosklerose assoziiert (Böhm, Reil, Deedwania, Kim & Borer, 2015).

Der gemessene Puls bei der Voruntersuchung ergab einen durchschnittlichen Wert von 73,2 bpm (± 9,65 bpm). Insgesamt hat der Großteil mit 73,5% aller Probanden einen normalen Ruhepuls. Lediglich bei 26,5% aller Testpersonen lagen die Werte höher.

Bei der Abschlussmessung nach den Wanderungen lag der durchschnittliche Wert bei 73,5 bpm und somit auf einem vergleichbaren, wenn auch minimal höheren (+0,4%) Level als zu Beginn der Studie. Es kann somit festgehalten werden, dass die Beanspruchung des Herz-Kreislaufsystems während der Studienphase nicht ausgereicht hat um die Pulsfrequenz positiv zu verbessern. Hier wäre ein längerer Zeitraum der Studie oder eine höhere Trainingsdichte notwendig gewesen um diese Veränderung feststellen zu können.

Der Blutdruck gibt den Druck auf die Gefäßwände des kardiovaskulären Systems an. Im Jahre 1999 veröffentlichte die Weltgesundheitsorganisation (WHO) in Zusammenarbeit mit der International Society of Hypertension Referenzwerte zur Klassifikation des Blutdrucks und zur Definition der Bluthochdruck-Grade (Hypertonie Grad I, II und III):

*Tabelle 3: Klassifikation des Blutdrucks und Definition der Hypertonie-Grade (nach Williams et al., 2018)*

| **Kategorie** | **Systolisch (mmHg)** | | **Diastolisch (mmHg)** |
|---|---|---|---|
| optimal | < 120 | und | < 80 |
| normal | 120–129 | und/ oder | 80–84 |
| hochnormal | 130–139 | und/ oder | 85–89 |
| Hypertonie Grad I | 140–159 | und/ oder | 90–99 |
| Hypertonie Grad II | 160–179 | und/ oder | 100–109 |
| Hypertonie Grad III | ≥ 180 | und | ≥ 110 |

Während den Gesundheitswanderungen kam es zu Veränderungen des Blutdrucks: Bei Studienstart wurden 35% aller Probanden in der Kategorie „normal“ eingestuft. Zudem konnten 47% aller Teilnehmer der Kategorie „Grad I“ zugeordnet werden. Hier gab es deutliche Verbesserungen bei der Kontrollmessung, denn nach Abschluss der Studie konnten 53% aller Probanden der Kategorie „normal“ zugeordnet werden und nur 27% wiesen eine Hypertonie „Grad I“ auf.

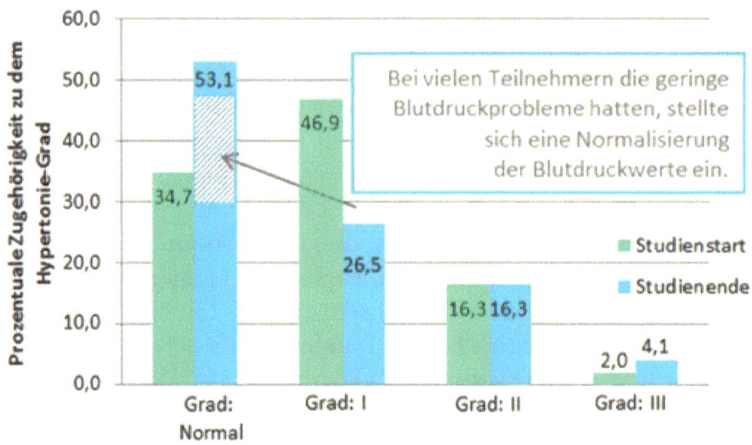


*Abbildung 30: Veränderung des Blutdrucks durch die Gesundheitswanderungen*

## 5.5 Veränderungen der koordinativen Leistungsfähigkeit

Die motorische Grundeigenschaft der Koordination ist für das alltägliche Leben, das Zusammenspiel von sensorischen und motorischen Leistungen und das Steuern von Bewegung besonders relevant. Dabei reagiert der Übende auf immer wiederkehrende Komplexkonstellationen (Weineck, 2000). Da jede Bewegung eine bestimmte Ökonomie und Qualität hat, gilt sie als Fundament aller Leistungen des sensomotorischen Systems (Bertram & Laube, 2008). Schnabel et al. (2008) definieren die koordinativen Fähigkeiten als motorische Fähigkeiten, welche durch Prozesse der Bewegungsregulation bedingt sind.

In der vorliegenden Studie wurde ein Teil der koordinativen Fähigkeiten mittels des Einbeinstandes getestet. Die Probanden positionierten sich zuerst 60 Sekunden auf dem linken-, im Anschluss 60 Sekunden auf dem rechten Bein. Die Auswertung ergab, dass beiden Gruppen mit dem linken Bein als Standbein etwas mehr Fehler unterliefen. Zum Start der Studie lag diese Quote bei durchschnittlich 1,6 Bodenberührungen, mit dem rechten Bein als Standbein ergab die Auswertung hingegen 1,1 Fehler.

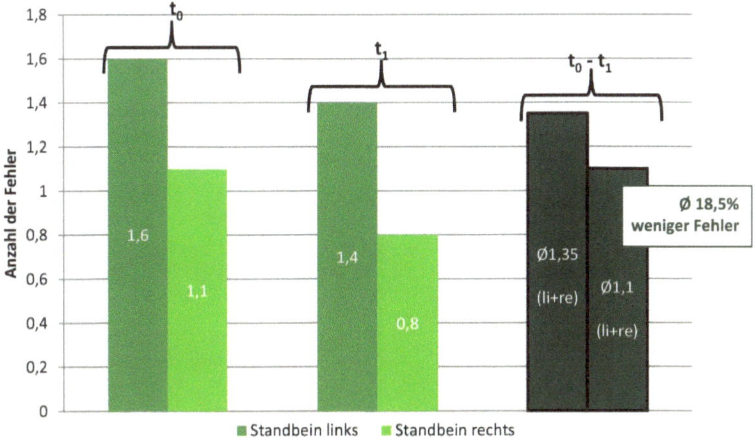


*Abbildung 31: Veränderung der Koordinationsfähigkeit*

Die Auswertung nach den Gesundheitswanderungen ergab mit dem linken Bein als Standbein nur noch durchschnittlich 1,4 und rechts 0,8 Fehler. Insgesamt wurden zum Studienstart 1,35 Fehler festgehalten. Zum Studienende wurden nur noch 1,1 Bodenberührungen notiert. Dies entspricht einer Verbesserung der koordinativen Leistungsfähigkeit von 18,5%.

## 5.6 Aktivität der Studienteilnehmer 3 Monate nach Studienende

Die Gesundheitswanderungen fanden zwischen dem in Abbildung 32 angegebenen Zeitraum $t_0$ bis $t_1$ statt. Drei Monate nach Studienende (Follow up), zum Messzeitpunkt $t_2$, zeigt sich im Vergleich zum Zeitpunkt $t_1$ ein um 8% gesunkenes Aktivitätslevel. Während der Gesundheitswanderungen haben sich die Teilnehmer aktiver gefühlt. Sie beantworteten die entsprechende Frage danach mit durchschnittlich 3,9 Punkten (von maximal 5,0) und fühlten sich um 18% aktiver.

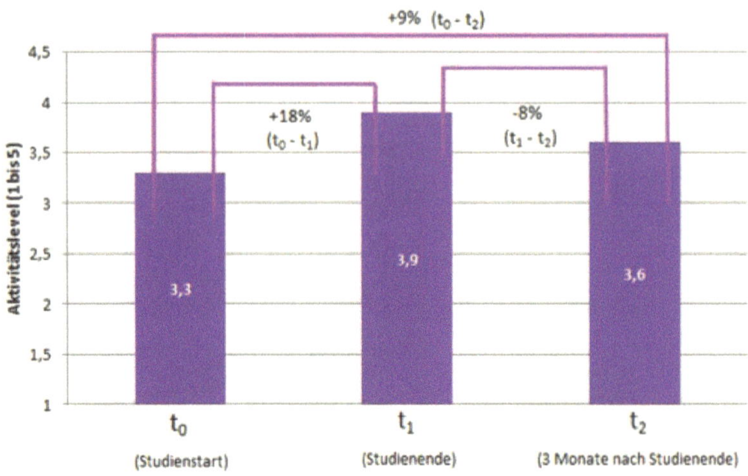


*Abbildung 32: Aktivitätslevel der Studienteilnehmer*

Auch drei Monate nach Studienende zeigt sich ein höherer Aktivitätslevel als zu Beginn der Studie. Denn zum Messzeitpunkt $t_2$ waren, im Vergleich zum Messzeitpunkt $t_0$, die Probanden noch 9% körperlich aktiver in ihrem Alltag. Bei der Follow-up-Befragung wurde auch erfragt, wie häufig die Studienteilnehmer noch wandern. Von 36 Teilnehmern gaben 31 Personen (86%) an, zweimal oder mehr pro Monat zu wandern (vgl. Abb. 33).

Antworten zu der Frage:
Wie häufig wandern Sie derzeit (3 Monate nach Studienende)?
mindestens einmal pro Woche
n=13
einmal pro Woche
n=12
zwei bis drei Mal im Monat
n=6
einmal im Monat
n=4
gelegentlich
n=1
0
2
4
6
8
10
12
14
Anzahl der Probanden

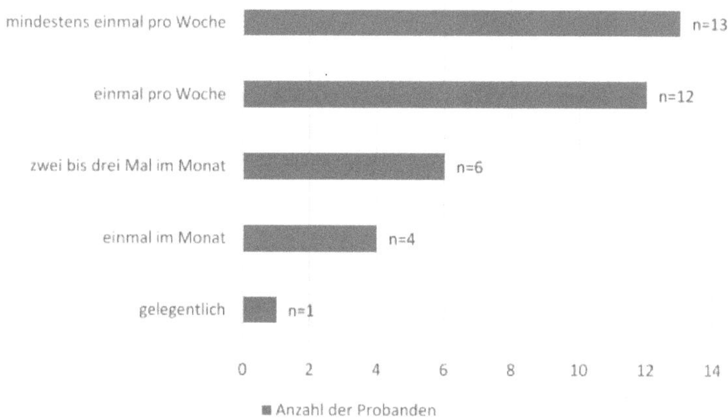

*Abbildung 33: Aktivität der Wanderer – 3 Monate nach Studienende (Teil I)*

Da die geführten Wanderungen nicht mehr stattfanden, war es das Ziel dieser Befragung herauszufinden, mit wem die Probanden danach wanderten. Dabei wird deutlich, dass nur sechs Personen auch alleine auf Wandertour gehen. Der soziale Aspekt scheint beim Wandern stark verankert. Dabei zeigt sich, dass sehr gerne mit Freunden, dem Partner und der Familie gewandert wird. Auch das Wandern in Wandergruppen oder in einem Wanderverein scheint attraktiv zu sein und spricht zugleich auch für das vorhandene Angebot von Vereinen oder Sportgruppen.

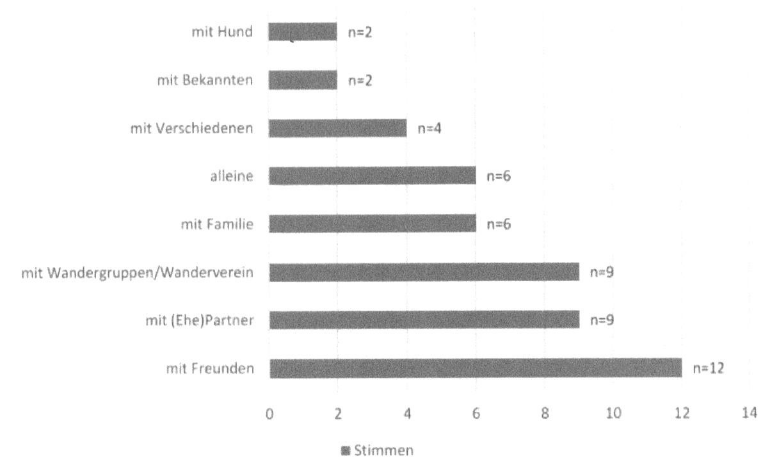


*Abbildung 34: Aktivität der Wanderer – 3 Monate nach Studienende (Teil II)*

## 5.7 Monitoring der Wanderstudie

Bei der durchgeführten Wanderstudie wurden die Teilnehmer der 10 Wanderungen mit einem Bewegungssensor ausgestattet. Der Sensor (Polar, Vantage M) erfasste mit 24 Stunden Tragedauer die gesamte Aktivität des Tages. Die Akzeptanz, ihn in Form einer Uhr am Handgelenk zu tragen, war hoch. Er wurde regelmäßig an 28,7 Tagen pro Monat getragen, an 1,3 Tagen nicht.

Die nachfolgende Abbildung 35 zeigt ein 24-Stundenprotokoll. Auf der X-Achse wird die Zeit, auf der Y-Achse die Aktivität abgebildet. Je höher der Ausschlag auf der Y-Achse, desto höher war auch die Aktivität. Somit sind die Ruhephasen und Aktivitäten deutlich zu erkennen.

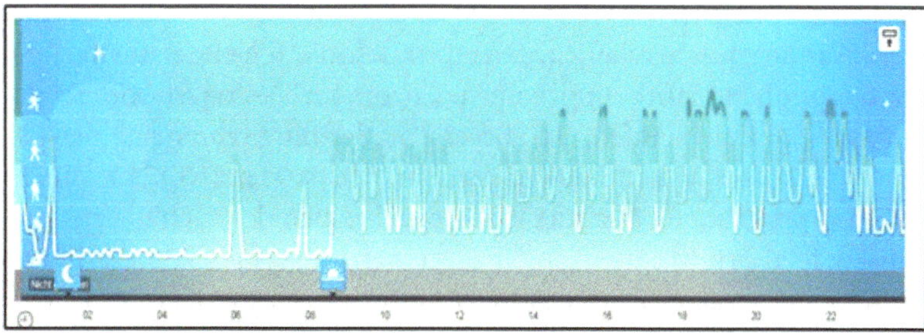

*Abbildung 35: 24-Stundenprotokoll (eines Bewegungssensors)*

Bei der Auswertung des Sensors können die tägliche Schrittanzahl, die zurückgelegten Kilometer oder der Kalorienverbrauch ausgelesen werden. Besonders interessant ist die Einstellung des Aktivitätswertes. Die Bewegungen im Alltag lassen sich in fünf Kategorien abbilden (vgl. Abbildung 36):

1. liegend
2. sitzend
3. stehend
4. in Bewegung
5. kontinuierliche Bewegung oder intensive Bewegung

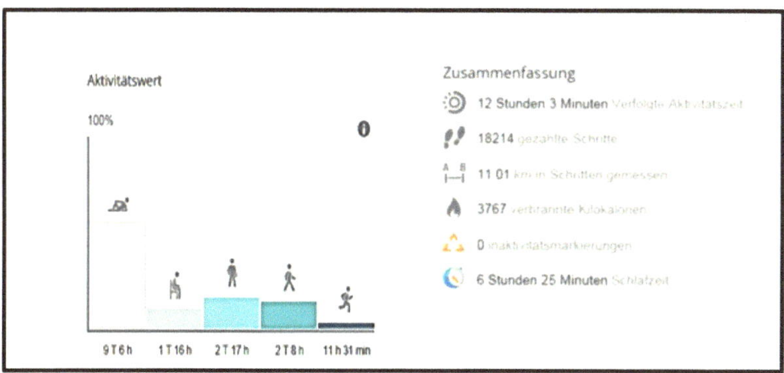


*Abbildung 36: Überblick der Aktivitäten eines Probanden (mittels Bewegungssensor)*

Durch den integrierten GPS-Sensor ist das Auslesen der unterschiedlichen Wandertouren möglich. Exemplarisch die folgende Auswertung der Gesundheitswanderung vom 3.7.2019: Im Zeitraum von 1:24 h wurden 3,49 km gelaufen. Bei dieser Wanderung verbrauchte der Proband 354 kcal und hatte eine durchschnittliche Herzfrequenz von 83 Schlägen pro Minute. Maximal beanspruchte sich der Proband mit 128 Pulsschlägen pro Minute. Die GPS-Auswertung ermöglicht die Rekonstruktion des exakten Verlaufs der Gesundheitswanderung.

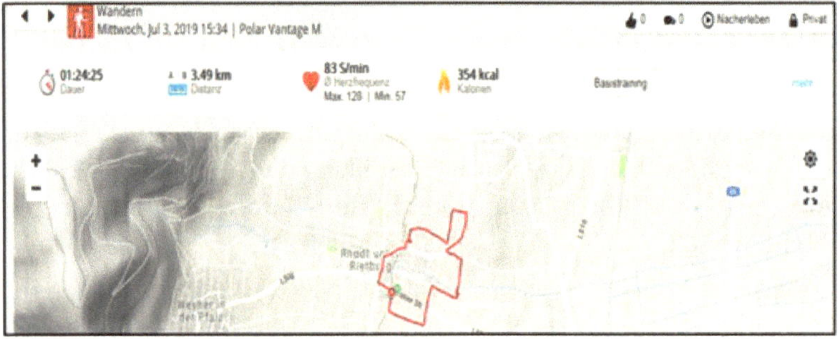


*Abbildung 37: Datenansicht einer Gesundheitswanderung*

# 6 Diskussion

Die Ergebnisse der bisherigen Forschung zeigen, dass die Prävalenz von Bewegungsmangel in den letzten Jahren weltweit zugenommen hat. Die westlichen Industrieländer stehen an dritter Stelle (Guthold, Stevens, Riley & Bull, 2018) und sind von den gesellschaftlichen und wirtschaftlichen Folgen des Bewegungsmangels betroffen. Beispielsweise sind Herz-Kreislauf Erkrankungen sehr häufig die Todesursache und ein Hauptrisikofaktor für kardiovaskuläre Erkrankungen ist die angesprochene körperliche Inaktivität (Psaltopoulou et al., 2017). In Europa entstehen dadurch jährliche Kosten von über 80 Milliarden Euro, in Deutschland sind es ca. 9,4 Milliarden direkte und indirekte Gesundheitskosten (Centre for Economics and Business Research. The economic costs of physical inactivity in Europe. An ISCA/Cebr report. 2015 http://inactivity-time-bomb.nowwemove.com).

Die Weltgesundheitsorganisation (WHO) definiert Gesundheit als das vollständige körperliche, seelische und soziale Wohlbefinden und nicht nur als die Abwesenheit von Krankheit. Bewegung kann positive Effekte auf den Körper und die Seele haben und ist deshalb wichtig. Menschen in körperliche Aktivität zu bringen und ihnen Freude an der Bewegung zu vermitteln ist das Anliegen dieser Studie.

Vor der Industrialisierung war das Wandern ein fester Bestandteil des alltäglichen Lebens. Das heutige Wandern in der Natur ist in Deutschland eine beliebte Freizeitbeschäftigung und zugleich eine Möglichkeit, dem Bewegungsmangel vorzubeugen. Allgemeine Auswirkungen des Wanderns sind die Stärkung des Immunsystems, Risikoreduktion von Herz-Kreislauf Erkrankungen (Murtagh et al., 2015; Oja et al., 2018), eine Senkung der Blutzuckerwerte (Jenkins & Jenks, 2017) und gesundheitsfördernde Effekte hinsichtlich psychischer Regulation (Brämer, 2008).

Das Gesundheitswandern verbindet die positiven Aspekte von Bewegung und Natur und erweitert sie durch Übungen aus dem Bereich motorischer Beanspruchungsformen wie Kraft, Mobilisation und Koordination. Kann deshalb mit Hilfe des Gesundheitswanderns dem Bewegungsmangel effektiv entgegengewirkt werden?

Die ermittelten Ergebnisse der SRH Gesundheitswanderstudie 2019 lassen sich in die bisherigen wissenschaftlichen Erkenntnisse eingliedern und erweitern den aktuellen Forschungsstand. Widersprüchliche Resultate sind nicht zu konstatieren. Die bisherige themenbezogene Forschung von Hottenrott, Müller und Schulze (2015) integrierte neben anthropometrischen Parametern, der Messung der Körperzusammensetzung und dem Einsatz von subjektiven Fragebögen auch bewegungsspezifische Assessments. Die Ergebnisse haben gezeigt, dass sich die Vitalität sowie das Wohlbefinden der Probanden verbesserten.

In der durchgeführten randomisierten Feldstudie, welche die Datenlage zum Thema Gesundheitswandern (vgl. Hottenrott 2015) erweitern soll, wurden folgende Leitfragen aufgestellt:

- Können Biomarker wie der Körperfettanteil, das organische Fettgewebe oder die Muskelmasse durch Gesundheitswanderungen beeinflusst werden?
- Wie wirkt sich das Gesundheitswandern auf physische und psychische Parameter aus?
- Ist es mit regelmäßigem Training mittels Gesundheitswanderungen möglich, das subjektive Wohlempfinden zu verbessern?

Dabei konnten mit Hilfe der Bioelektrischen Impedanz Analyse (BIA) signifikante Veränderungen in der Körperzusammensetzung aufgezeigt werden. 86 % aller Studienteilnehmer haben an Körperfett (Ø -1,3kg; vgl. Abbildung 25) verloren. Im gleichen Zeitraum konnten 72 % der Testpersonen signifikant an Skelettmuskelmasse (Ø +0,8 kg; Abbildung 28) aufbauen. Bezüglich des viszeralen Fettgewebes kann festgehalten werden, dass 44 % der Testpersonen ihr viszerales Fett reduzieren konnten. Durchschnittlich reduzierte sich das viszerale Fettgewebe bei allen Probanden um -0,4 und der Bauchumfang wurde um durchschnittlich 1,9 cm (vgl. Abbildung 27) kleiner. Diese Veränderungen reduzieren die Risiken orthopädischer und internistischer Erkrankungen und belegen einen aktiven Lebensstil.

Die Ergebnisse der Befragung zum Wohlempfinden der Studienteilnehmer (vgl. Abbildung 29) weisen signifikante und positive Veränderungen des subjektiven Wohlbefindens auf. 70% aller Probanden hatten nach der Intervention ein gesteigertes allgemeines habituelles Wohlbefinden (Ø +9%). Die Auswertung des Fragebogens zeigt zudem, dass sich das körperliche Wohlbefinden (Ø +2,6), das psychische Wohlbefinden (Ø +1,4) und das soziale Wohlbefinden (Ø +0,5) gesteigert hat. Es konnte auch ebenfalls gezeigt werden, dass die Teilnehmer mit nur fünf Wanderungen ihr Wohlempfinden sogar deutlicher steigern konnten (Ø +15%), als die Wanderer, die zehn Wanderungen hatten (Ø +6 %).

Die Ergebnisse der SRH Studie (2019) sowie der Untersuchung von Hottenrott (2015) weisen auf die gesundheitsfördernden Effekte des Gesundheitswanderns hin. Es kann abgeleitet werden, dass bereits niederschwellige Interventionen zu positiven Veränderungen führen. Hottenrott et al. zeigten mit ihrer Studie in der jeweils zwei Gesundheitswanderungen pro Woche angeboten wurden, dass nach sieben Wochen sowohl körperliche als auch psychosoziale Gesundheitsressourcen gestärkt werden konnten. Daneben wurden Risikofaktoren, besonders die Einflüsse auf das Herzkreislaufsystem, reduziert.

Die Probanden der Studie von Hottenrott waren in eine Interventionsgruppe (n = 20) und eine Kontrollgruppe (n = 12) aufgeteilt. Im Gegensatz dazu wurden in der vorliegenden Studie 50 Probanden untersucht (n = 50) welche in zwei Gruppen mit 10 Wanderungen (pro Woche fand eine Wanderung statt) und zwei Gruppen mit 5 Wanderungen aufgeteilt wurden.

Zu den Stärken der aktuellen Untersuchung zählen die relativ hohe Zahl an untersuchten Probanden (n = 50), die randomisierte und einfach verblindete Aufteilung in vier unterschiedliche Gruppen, der lange Interventions- und Untersuchungszeitraum sowie die vielfältigen und genauen Untersuchungsmethoden. Kennzeichen dafür sind u.a. der spezifische Fragebogen sowie die BIA (Tanita MC 180MA) zur Ermittlung der Körperzusammensetzung. Die eingesetzten Verfahren weisen ein hohes Maß an Validität und Reliabilität auf.

Die kontinuierliche Teilnahme an den Wanderungen, die geringe Drop Out Rate sowie die nachhaltige Einbindung des Wanderns über die Studie hinaus, sind weitere positive Ergebnisse. Erklärungen dafür könnten die empfundene Freundlichkeit der Wanderführer, der Faktor Spaß, die Kontakte innerhalb der Wandergruppe aber auch das Erlernen neuer Übungen für den Alltag sein. Die attraktive Wanderregion der Südpfalz kann ebenfalls zu der Kontinuität beigetragen haben. Bei den Gruppen mit 10 Wanderungen wurde ein Bewegungssensor (Polar, Vantage M) ausgeteilt und ausgewertet. Nur ein Proband hat den Sensor als unangenehm empfunden und somit zeigt sich für künftige Studien, dass das Erfassen der Alltagsaktivität mittels Bewegungssensor nicht nur verlässlich sondern auch möglich ist.

Zu den Limitationen der Untersuchung zählen der Mangel an einer direkten Kontrollgruppe und die unspezifischen Ein- und Ausschlusskriterien. Das Alter der Probanden war durchschnittlich bei 59,7 Jahren. Der Großteil der Probanden (64%) war über 60 Jahre alt. In wie fern die skizzierten Effekte auch auf die Gesundheit jüngerer Menschen übertragbar sind, muss weiter untersucht werden.

Es sind keine hypothesenkonträren Ergebnisse zu verzeichnen. Die formulierten Annahmen der Untersuchung konnten alle in unterschiedlich starker Ausprägung bestätigt werden. Teilweise lassen sich die besonders prägnanten Veränderungen nur indirekt auf die Interventionen zurückführen. Mittels der Bewegungssensoren lässt sich ablesen, dass die Gesundheitswanderungen die Probanden zu mehr Bewegung und zu intensiverer Bewegung im Alltag motivierten. Diese höhere muskuläre Aktivität hatte, neben den Gesundheitswanderungen, einen großen Impact auf die Muskelmasse der Probanden. Somit lässt sich nur mittelbar aus den Gesundheitswanderungen heraus argumentieren.

Die Verbesserung der Biomarker, positive Wirkungen auf physische und psychische Parameter und eine Steigerung des subjektiven Wohlempfindens kennzeichnen die Antworten auf die formulierten Leitfragen der SRH Gesundheitswanderstudie 2019. Vorhandene Studienergebnisse bestätigen in der Gegenüberstellung die dazu bereits existenten Daten zu den gesundheitsfördernden Effekten des Wanderns und deuten auch auf eine Steigerung der Selbstkompetenz hin. Die Effektstärken zeigen die Bedeutsamkeit der Resultate und weisen auf eine externe Validität hin. Ein vorhandenes Studienprotokoll ermöglicht die nötige Transparenz dazu.

Bei künftigen Studien wäre eine Ausrichtung in Bezug auf spezifische Erkrankungen im orthopädischen, internistischen, onkologischen oder psychiatrischen Bereich denkbar. Wie wirkt das Gesundheitswandern im klinischen Kontext, in der Therapie und Rehabilitation von

Klienten und Patienten? Perspektivisch wäre eine Differenzierung in Altersgruppen, Vorerkrankungen, alltäglicher Belastung am Arbeitsplatz, nach ICF Kriterien wie Körperfunktionen und Strukturen, Aktivitäten, Partizipation und Teilhabe, aber auch Umwelt- und persönlichen Faktoren sowie nach differenzierten Subgruppen möglich. Dadurch entsteht ein weiterer direkter und praktischer Bezug in das Setting, in die Lebenswelt der Menschen.

Aus der von der BKK Pfalz finanzierten Drittmittel Studie kann die Empfehlung abgeleitet werden, dass niederschwellige Angebote unter der Perspektive der Verhinderung und Vermeidung von Krankheitsrisiken (§ 20 SGB V Primäre Prävention und Gesundheitsförderung) für die Versicherten eine wirksame und effektive Möglichkeit darstellen, selbstwirksam und gesundheitsorientiert handeln zu können. Demnach reicht die Teilnahme an einem wöchentlichen Bewegungsprogramm von 1,5 Stunden Dauer in der Natur aus, um die Menschen für mehr Bewegung zu motivieren. Im Ergebnis konnten die Gesundheitswanderführer die keine Grundqualifikation zur Durchführung von Präventionskursen gemäß § 20 besitzen, die gleichen positiven Effekte bei ihren Teilnehmern erzielen, als diejenigen Gesundheitswanderführer mit Grundqualifikation. Dies deutet darauf hin, dass die vom DWV (Deutschen Wanderverband) zertifizierte Ausbildung zum Gesundheitswanderführer eine stimmige Basis zur Erzielung von positiven, präventiven Effekten darstellt.

# 7 Ihre Perspektive

Profitieren Sie von den Gesundheitswanderungen und probieren Sie die praktischen Übungen der SRH Studie (Kapitel 5) gleich mit aus! Unter www.wanderfit.de, mit der Unterstützung der BKK Pfalz, zeigen wir Ihnen darüber hinaus eine digitale Unterstützung für Ihre persönliche nächste Gesundheitswanderung (vgl. Abb. 38).

wanderfit
Wanderwissen
Veranstaltungen
Wanderwege
Kurz & Knapp
Vom Spaziergang bis zum Wanderurlaub in der Pfalz: Alles für Wanderfans und alle, die es werden wollen
Schönste Wanderwege für Anfänger und Fortgeschrittene, Wandertouren für Familien mit Kinderwagen, Rollator & Co.
Gesundheit: Von der Entspannung, Erholung und Knieproblemen bis zur richtigen Wanderausrüstung
Tipps und Ideen, die zum Wandern animieren vom Geocaching bis zu Themenwanderungen
Termine und Aktionen rund ums Gesundheitswandern

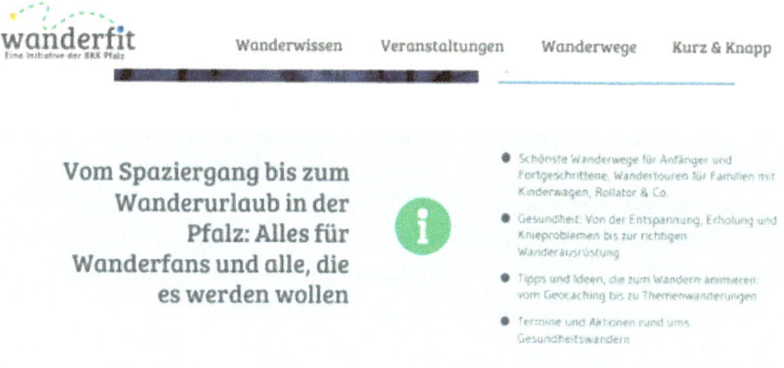

*Abbildung 38: Anregungen für Wandertouren mittels Onlineportal*

Auf dem Onlineportal finden Sie zahlreiche Informationen zum Wandern. Sie bekommen Vorschläge für Wandertouren oder Informationen für einen kleineren Spaziergang. Wanderfit.de bietet für Einsteiger und Fortgeschrittene tolle Angebote, da jede Tour einen Schwierigkeitsgrad angibt (vgl. Abb. 39) und zudem die Streckenlänge und die voraussichtliche Streckendauer aufzeigt. Auch finden Sie eine Rubrik zum barrierearmen Wandern und anderen Themenwanderungen.

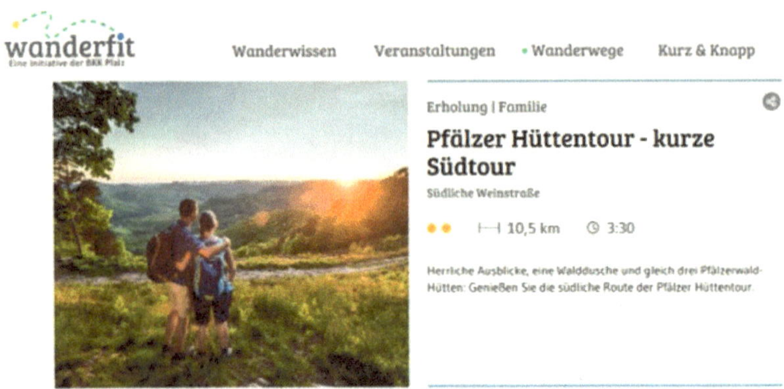


*Abbildung 39: Informationen für die Planung einer Wandertour*

Neben dem Onlineportal gibt es auch die passende App für Ihre Wandertour. Die Wanderfit-App der BKK Pfalz ist für Sie kostenfrei und ermöglicht auch von unterwegs eine Planung der Route. Zudem bietet Ihnen die GPS-Funktion eine Orientierungshilfe während der Wanderung an. So behalten Sie Ihr Ziel immer im Auge. Eine weitere Möglichkeit sich über tolle Angebote zum Thema Wandern oder auch zu Gesundheitswanderungen zu informieren, ist das Onlineportal des deutschen Wanderverbandes (www.wanderverband.de).

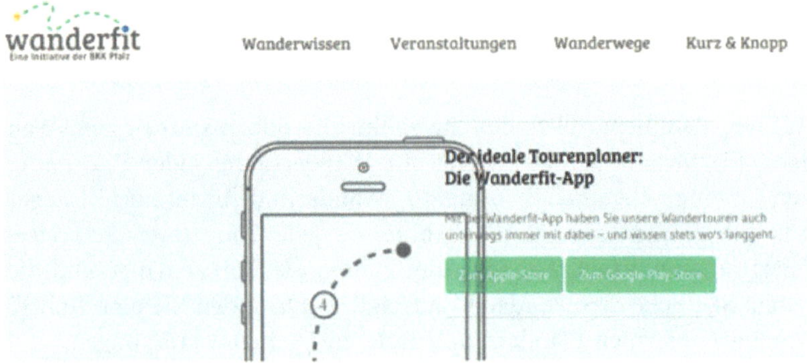


*Abbildung 40: App-basierte Unterstützung für Ihre Gesundheitswanderung*

Das Team der SRH Hochschule für Gesundheit wünscht Ihnen, zusammen mit dem Team der BKK Pfalz, viel Spaß beim Gesundheitswandern!

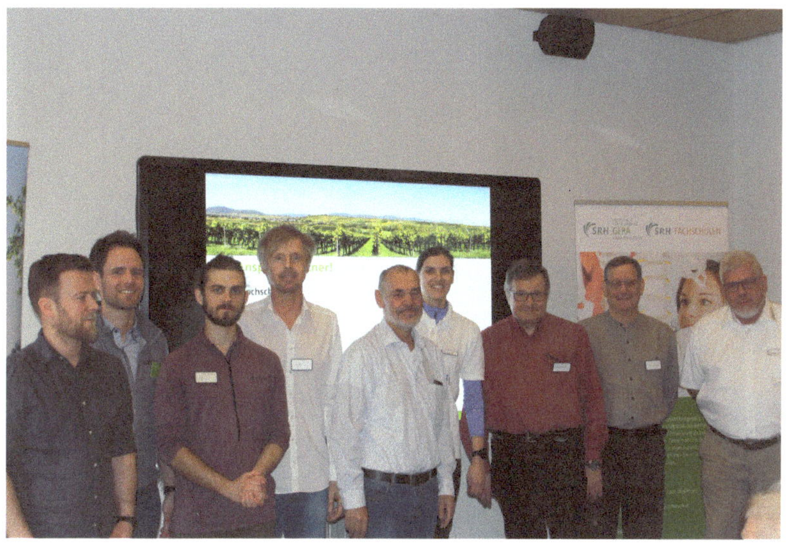

*Abbildung 41: Team der Gesundheitswanderstudie 2019*

# 8 Literaturverzeichnis


Anzelini, M., Pschyrembel (2019). Zugriff am 04.08.2019 unter https://www.pschyrembel.de/Viszeralfett/A0W5H.

Bertram, M. & Laube, W. (2008). Sensomotorische Koordination. Stuttgart: Thieme.

Böhm, M., Reil, J.C., Deedwania, P., Kim, J.B., & Borer, J.S. (2015). Resting heart rate: Risk indicator and emerging risk factor in cardiovascular disease. The American Journal of Medicine, 128(3), 219–228. https://doi.org/10.1016/j.amjmed.2014.09.016.

Bös, K., & Mechling, H. (1983). Dimensionen sportmotorischer Leistungen. Schorndorf: Hofmann.

Bös, K., Schlenker, L., Büsch, D., Lämmle, L., Müller, H., Oberger, J., Seidel, I. & Tittlbach, S. (2009a). Deutscher Motorik-Test 6–18 (DMT 6–18). Schriften der Deutschen Vereinigung für Sportwissenschaft. (186). Hamburg: Czwalina.

Booth, F., Roberts, C. & Laye, M. (2012). Lack of exercise is a major cause of chronic diseases. DOI: 10.1002/cphy.c110025.

Brämer, R. (2007). Kur Natur – Regeneration durch Wandern. Philipps-Universität Marburg.

Brämer, R. (2008). Profilstudie Wandern '08, 4. Themenmodul Gesundheit Zugriff am 21.01.20 unter http://scholar.google.de/scholar_url?url=https%3A%2F%2Fwww.wanderforschung.de%2Ffiles%2Fprostu0841241776542.pdf&hl=de&sa=T&oi=ggp&ct=res&cd=1&d=1969966063389105388&ei=XEQnXoz3NZuNy9YP-qO50A4&scisig=AAGBfm0Y8gY02dP9MTeb1fZ5n-moJ-6NYw&nossl=1&ws=1920x867&at=Profilstudie%20Wandern'08&bn=1.

Centre for Economics and Business Research. The economic costs of physical inactivity in Europe. An ISCA/Cebr report. 2015 http://inactivity-time-bomb.nowwemove.com).

Destatis (2019). Zugriff am 20.10.19 unter https://www.destatis.de/DE/Themen/GesellschaftUmwelt/Gesundheit/Todesursachen/_inhalt.html.

Deutscher Wanderverband (2010). Zukunftsmarkt Wandern. Erste Ergebnisse der Grundlagenuntersuchung Freizeit- und Urlaubsmarkt Wandern. Zugriff am 22.01.20 https://www.google.de/url?sa=t&rct=j&q=&esrc=s&source=web&cd=2&ved=2ahUKEwi5u6_z8pbnAhXB4KQKHSQUCZEQFjABegQIARAB&url=https%3A%2F%2Fwww.wanderverband.de%2Fconpresso%2F_data%2FDokumentation_Grundlagenuntersuchung_Wandern.pdf&usg=AOvVaw3OumihJy5WxFHWMMxIyDUb.

Deutscher Wanderverband (2019). Gesundheitswandern Let's Go – Jeder Schritt hält fit. Zugriff am 29.04.2019 unter https://www.gesundheitswanderfuehrer.de /text/45/de/jump,45/was-ist-das-.html.

Deutscher Wanderverband (2019). Gesundheitswandern – Kurzbeschreibung. Zugriff am 17.05.2019 unter https://www.gesundheitswanderfuehrer.de/text/56/ de/jump,56/kurzbeschreibung.html.

Dicks, U. & Neumeyer, E. (2010). Forschungsbericht Nr. 591. Grundlagenuntersuchung Freizeit- und Urlaubsmarkt Wandern. Berlin: Bundesministerium für Wirtschaft und Technologie.

Eichmann, B. & Erhardt, T. (2019). Die Wirkungen von Sport und Bewegung auf Körper und Seele. Sportkongress des Sportbunds Pfalz am 07.09.2019 an der Universität Kaiserslautern. Zugriff am 24.01.2020 https://www.sportbundpfalz. de/sportwissenschaft-sportmedizin-leistungssport.html.

Fang, H., Berg, E., Cheng, X. & Shen, W. (2018). How to best assess abdominal obesity. Current Opinion in Clinical Nutrition and Metabolic Care, 21(5), 360–365. https://doi.org/10.1097/MCO.0000000000000485.

Giebel, J. (2016). Pschyrembel. Körperfett. Zugriff am 04.08.2019 unter https:// www.pschyrembel.de/K%C3%B6rperfett/BoGXQ.

Guthold, R., Stevens, G., Riley, L., Bull, F. (2018). Worldwide trends in insufficient physical activity from 2001 to 2016: a pooled analysis of 358 population-based surveys with 1,9 https://health.gov/paguidelines/2008/report/pdf/committee report.pdf. U.S. Department of Health and Human Services, Physical Activity Guidelines Advisory Committee Report, 2008, Washington D.C). Zugriff am 30.01.20.

Hepperger, C., Gföller, P., Hoser, C., Ulmer, H., Fischer, F., Schobersberger, W. & Fink, C· (2016). The effects of a 3-month controlled hiking programme on the functional abilities of patients following total knee arthroplasty: a prospective, randomized trial.

Hirtz, P. (Hrsg). (1985). Koordinative Fähigkeiten im Schulsport. Vielseitig, variationsreich, ungewohnt. Berlin: Volk und Wissen.

Hollmann, W. & Hettinger, T. (Hrsg.) (2000). Sportmedizin. Stuttgart, New York: Schattauer Verlag.

Hottenrott, K., Müller, K. & Schulze, S. (2015). Stärkung physischer und psychosozialer Gesundheitsressourcen durch Gesundheitswandern. Bewegungstherapie und Gesundheitssport 31, S 199–204.

Huch, R. & Jürgens, K. (2015). Mensch Körper Krankheit. (7. Auflage). München: Urban & Fischer.

Jenkins, D.W. & Jenks, A. (2017). Hiking with DiabetesRisks and Benefits. Journal of the American Podiatric Medical Association, 107(5), 382–392. https://doi. org/10.7547/15 219.

Jetté, M., Sidney, K. & Blümchen, G. (1990). Metabolic Equivalents (METS) in Exercise Testing, Exercise Prescription and Evaluation of Functional Capacity. DOI: 10.1002/clc.4960130809.

Jung, N. (2008). Psychotope zwischen Mensch und Natur. Berlin: Fachhochschule Eberswalde.

Kivimäki, M., Kuosma, E., Ferrie, J. E., Luukkonen, R., Nyberg, S. T., Alfredsson, L. & Jokela, M. (2017). Overweight, obesity, and risk of cardiometabolic multimorbidity: pooled analysis of individual-level data for 120 813 adults from 16 cohort studies from the USA and Europe. The Lancet Public Health, 2(6), e277-e285. https://doi.org/10.1016/S24682667(17)30074-9.

Kramer, S. (2016). Pschyrembel. Zugriff am 29.04.2019 unter https://www.pschyrembel.de/Gesundheit/K08QB/doc/.

Lagerstrom, D. & Völker, K. (1983). Freizeitsport. Charakteristik, Durchführung und präventivmedizinische Wertigkeit. Erlangen: Perimed.

Martin, D., Nicolaus, J., Ostrowski, C. & Rost, K. (1999). Handbuch Kinder- und Jugendtraining. Schorndorf: Hofmann.

Murtagh, E.M., Nichols, L., Mohammed, M.A., Holder, R., Nevill, A.M., & Murphy, M.H. (2015). The effect of walking on risk factors for cardiovascular disease: An updated systematic review and meta-analysis of randomised control trials. Preventive Medicine, 72, 34–43. https://doi.org/10.1016/j.ypmed.2014.12.041.

Oja, P., Kelly, P., Murtagh, E.M., Murphy, M.H., Foster, C., & Titze, S. (2018). Effects of frequency, intensity, duration and volume of walking interventions on CVD risk factors: A systematic review and meta-regression analysis of randomised controlled trials among inactive healthy adults. British Journal of Sports Medicine, 52(12), 769–775. https://doi.org/10.1136/bjsports-2017-098558.

Psaltopoulou, T., Hatzis, G., Papageorgiou, N., Androulakis, E., Briasoulis, A. & Tousoulis, D. (2017). Socioeconomic status and risk factors for cardiovascular disease: Impact of dietary mediators. Hellenic Journal of Cardiology: HJC = Hellenike Kardiologike Epitheorese, 58(1), 32–42. https://doi.org/10.1016/j.hjc.2017.01.022.

Roth, K. (1982). Strukturanalyse koordinativer Fähigkeiten. Bad Homburg: Limpert.

Rothmann, K.J. (2008). BMI-related errors in the measurement of obesity. DOI: 10.1038/ijo.2008.87.

Rütten, A. & Pfeifer, K. (Hrsg.) (2016). Nationale Empfehlungen für Bewegung und Bewegungsförderung. Erlangen-Nürnberg: FAU Zugriff am 03.02.20 https://www.sport.fau.de/files/2016/05/Nationale-Empfehlungen-f%C3%BCr-Bewegung-und-Bewegungsf%C3%B6rderung-2016.pdf.

Schnabel, G., Harre, H.D. & Krug, J. (2008). Trainingslehre, Trainingswissenschaft. Aachen: Meyer & Meyer.

Sergi, G., De Rui, M., Stubbs, B., Veronese, N. & Manzato, E. (2016). Measurement of lean body mass using bioelectrical impedance analysis: a consideration of the pros and cons. Aging Clinical and Experimental Research, 29(4), 591–597. doi: 10.1007/s40520-016-0622-6.

Statista (2019). Zugriff am 8.9.19 unter https://de.statista.com/statistik/daten/studie/171162/umfrage/haeufigkeit-von-wandern-in-der-freizeit/.

Sturm J, Plöderl M, Fartacek C, Kralovec K, Neunhäuserer D, Niederseer D, Hitzl W, Niebauer J, Schiepek G. & Fartacek R. (2012). Physical exercise through mountain hiking in high-risk suicide patients. A randomized crossover trial. DOI: 10.1111/j.1600 – 0447.2012.01860.x.

TK-Bewegungsstudie (2016). Zugriff am 23.01.2020 unter https://www.google.de/search?source=hp&ei=TWMpXt_DCv-Bi-gPrJKiUA&q=tk+studie+beweg+dich+deutschland&oq=TK+Studie+beweg+dich&gs_l=psy-ab.1.0.0.2829.10952..12666...2.0..0.138.1840.18j5......0....1..gws-wiz.....0..0i131j0i13j0i22i30.N8n64SJ4aTU#spf=1579770826284.

Weineck, J. (2000). Optimales Training. Balingen: Splitta.

Weineck, J. (2009). Optimales Training. Balingen: Splitta.

Weltgesundheitsorganisation (1946). Verfassung der Weltgesundheitsorganisation. Zugriff am 20.05.2019 unter https://www.admin.ch/opc/de/classified-compilation/19460131/201405080000/0.810.1.pdf.

Williams, B., T.M. MacDonald, S. Morant et al. (2015) Spironolactone versus placebo, bisoprolol, and doxazosin to determine the optimal treatment for drug-Fortbildung resistant hypertension (PATHWAY-2): a randomised, double-blind, crossover trial. Lancet 386(10008): 2059–2068.

World Health Organization. (2011). Waist circumference and waist-hip-ratio: Report of a WHO expert consultation, Geneva, 8–11 December 2008. (2011). Geneva: World Health Organization.

Wydra, G. (2014). Der Fragebogen zum allgemeinen habituellen Wohlbefinden (FAHW und FAHW-12). Entwicklung und Evaluation eines mehrdimensionalen Fragebogens (5. überarbeitete und erweiterte Version). Saarbrücken: Universität des Saarlandes.

# 9 Anhänge

| | |
|---|---|
| Anhang A | Unterschiedliche Wanderrouten mit Karte, Distanz, Höhenmetern und Start- und Endpunkte |
| Anhang B | FAHW – Fragebogen zum allgemeinen habituellen Wohlbefinden |

# Anhang A

## Um die Sportschule Edenkoben

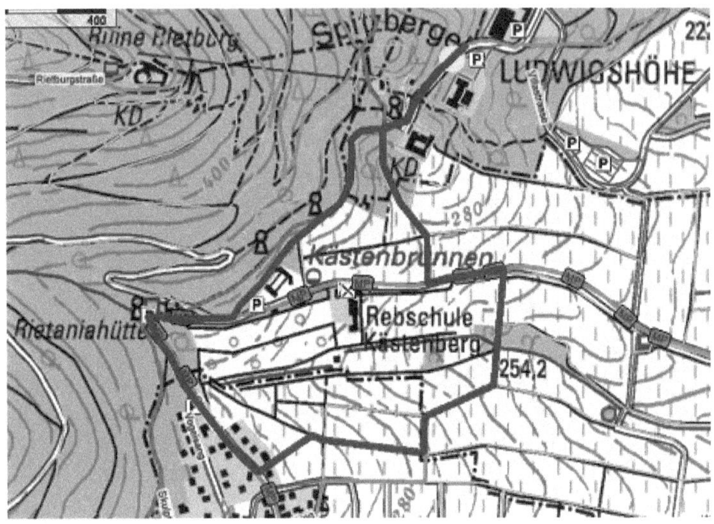


Länge: 2,9 km

Höhen: 55 m ↑↓

Parkplatz: 67480 Edenkoben
Villastraße 63
Sportschule Edenkoben

---

**Kästenbrunnen Rhodt**

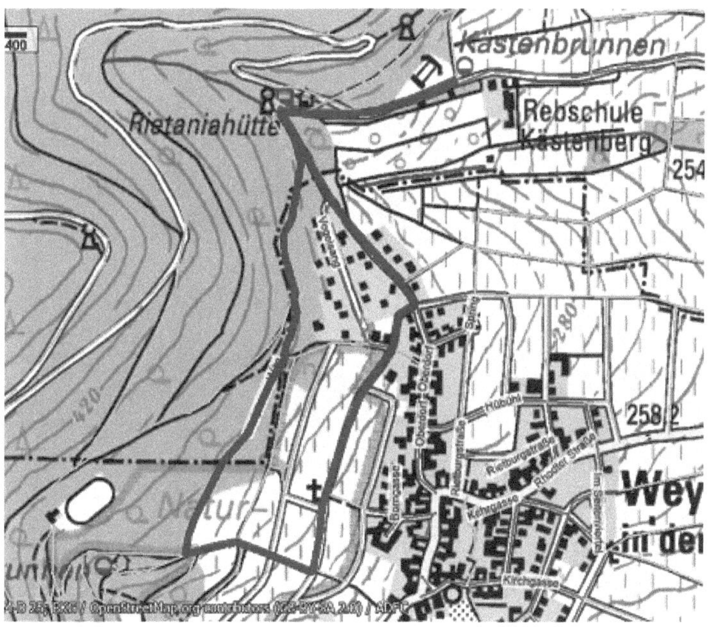


Länge: 2,7 km

Höhen: 40 m ↑↓

Parkplatz: 76835 Rhodt unter Rietburg
Nähe Theresienstraße 200
Parkplatz Schützenhaus ist ca. 100 m hinter dem „Gasthaus Sesel" weiter hoch auf der rechten Seite

## Südlich von St. Martin

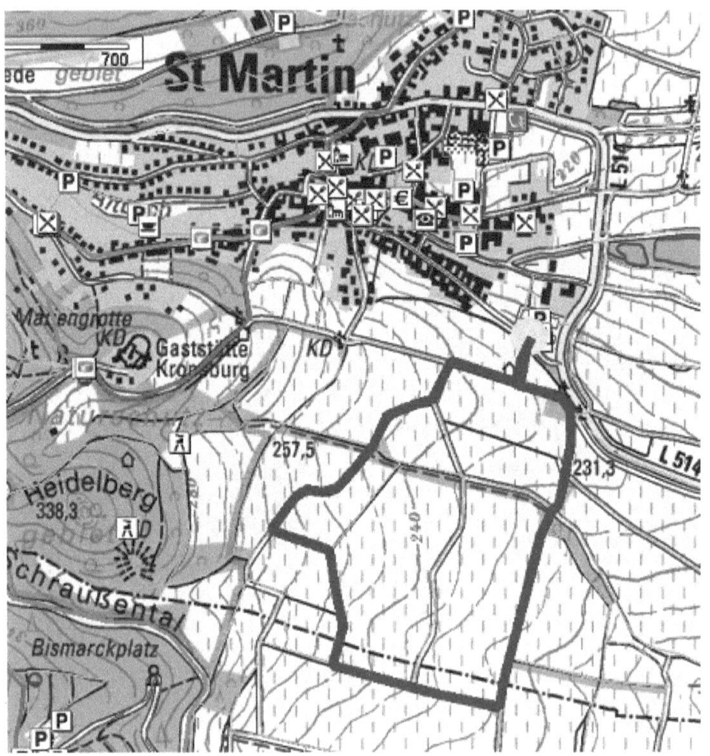


| | |
|---|---|
| **Länge:** | **2,6 km** |
| **Höhen:** | **30 m ↑↓** |
| **Parkplatz:** | **67487 St. Martin**<br>**Parkplatz Edenkobener Straße**<br>**(Nähe L 514 zwischen Edenkoben und St. Martin - Edenkobener Straße 45)** |

---

**Südlich von Rhodt unter Rietburg**

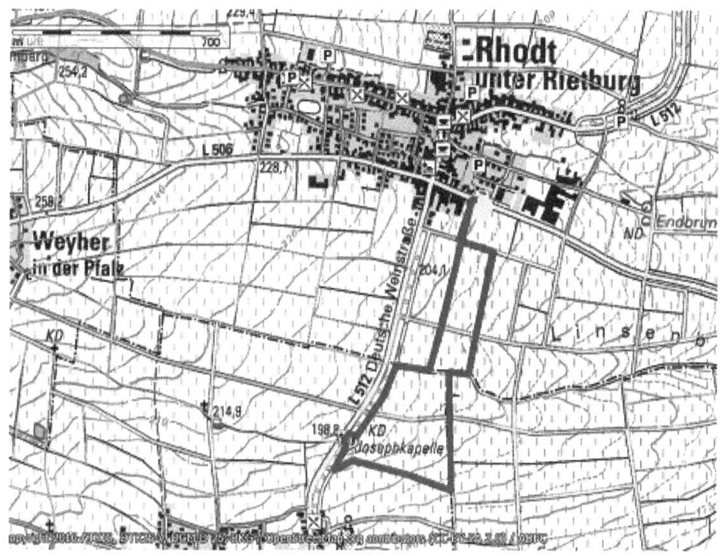


| | |
|---|---|
| **Länge:** | **2,7 km** |
| **Höhen:** | **15 m ↑↓** |
| **Parkplatz:** | **76835 Rhodt unter Rietburg**<br>**Parkplatz Edesheimer Straße**<br>**(L 506 zwischen Edesheim und Rhodt)**<br>**Edesheimer Straße - Nähe Edesheimer Straße 20)** |

## St. Martin - Kropsburg

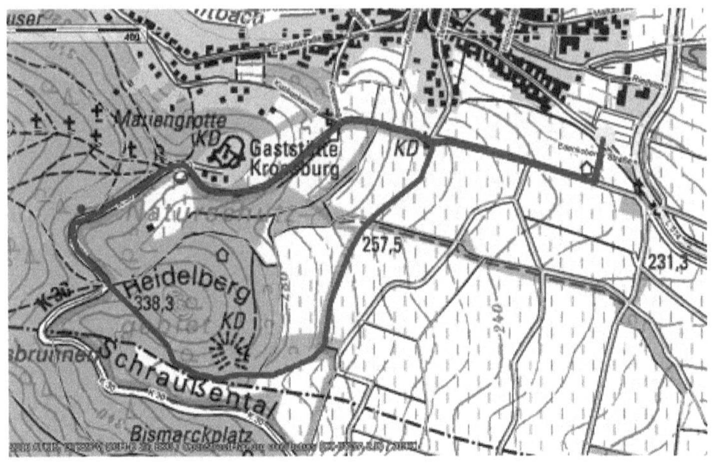


| | |
|---|---|
| **Länge:** | **3,4 km** |
| **Höhen:** | **95 m ↑↓** |
| **Parkplatz:** | **67487 St. Martin**<br>**Parkplatz Edenkobener Straße**<br>**(Nähe L 514 zwischen Edenkoben und St. Martin - Edenkobener Straße 45)** |

# Anhang B

## FRAGEBOGEN ZUM ALLGEMEINEN HABITUELLEN WOHLBEFINDEN[1]

Im Folgenden finden Sie eine Reihe von Aussagen zu Aspekten des allgemeinen Wohlbefindens. Bitte lesen sie jede Aussage durch und geben Sie an, wie gut diese Aussage ihren allgemeinen Zustand beschreibt. Es geht nicht darum, wie Sie sich in diesem Augenblick fühlen. Füllen Sie den Bogen bitte auch dann aus, wenn Sie sich im Allgemeinen nicht völlig wohl fühlen.

Es folgt ein etwas ausführlicherer Fragebogen zum allgemeinen Wohlbefinden. Sie können bei jeder Aussage immer zwischen fünf verschiedenen Antworten wählen. Je nachdem, was im Allgemeinen auf Sie zutrifft, kreuzen Sie bitte an. Beantworten Sie bitte alle Fragen! Wählen Sie in Zweifelsfällen die Antwort, die noch am ehesten auf Sie zutrifft.

| | Ja, genau so! | So ungefähr! | Ich weiß nicht! | So nicht! | So bestimmt nicht! |
|---|---|---|---|---|---|
| 1. ich bin heiter gestimmt | | | | | |
| 2. ich fühle mich in meiner Haut nicht wohl | | | | | |
| 3. mein Kreislauf ist stabil | | | | | |
| 4. ich würde gerne anderen Menschen helfen | | | | | |
| 5. ich habe jede Menge Freunde | | | | | |
| 6. ich habe das Gefühl geliebt zu werden | | | | | |
| 7. ich bin kein selbstsicherer Mensch | | | | | |
| 8. abends bin ich angenehm müde | | | | | |
| 9. ich bin sehr ausgeglichen | | | | | |
| 10. ich bin körperlich belastbar | | | | | |

[1] Fragebogen zum allgemeinen habituellen Wohlbefinden. Copyright: Georg Wydra, Universität des Saarlandes, Postfach 15 11 50, 66041 Saarbrücken

| | Ja, genau so! | So ungefähr! | Ich weiß nicht! | So nicht! | So bestimmt nicht! |
|---|---|---|---|---|---|
| 11. ich fühle mich schwerfällig | | | | | |
| 12. ich habe das Gefühl durchstarten zu können | | | | | |
| 13. ich bin durchhaltefähig | | | | | |
| 14. es ist schade, dass mich kaum jemand besucht | | | | | |
| 15. ich fühle mich unter vielen Menschen am wohlsten | | | | | |
| 16. ich kann ohne Probleme auf andere zugehen | | | | | |
| 17. wenn ich mich bewege, spüre ich meine Krankheit | | | | | |
| 18. ich habe wenig Erfolg | | | | | |
| 19. ich überblicke meine Umgebung | | | | | |
| 20. ich fühle mich verlassen | | | | | |
| 21. ich habe dauernd Schmerzen | | | | | |
| 22. ich bin in dauernder ärztlicher Behandlung | | | | | |
| 23. ich fühle mich gestresst und nervös | | | | | |
| 24. ich bin mit meinem Körperzustand einverstanden | | | | | |
| 25. ich kann mich auf meine Freunde nicht verlassen | | | | | |
| 26. anderen Menschen zu helfen, ist für mich keine Frage | | | | | |
| 27. ich habe das Gefühl, dass man mich braucht | | | | | |
| 28. ich bin nicht glücklich | | | | | |
| 29. ich habe Alles im Griff | | | | | |
| 30. ich bin körperlich behindert | | | | | |
| 31. ich fühle mich erschöpft und müde | | | | | |
| 32. meine Stimmung ist gedrückt | | | | | |
| 33. ich bin von meinen Mitmenschen enttäuscht | | | | | |
| 34. ich fühle mich körperlich gesund | | | | | |

| | Ja, genau so! | So ungefähr! | Ich weiß nicht! | So nicht! | So bestimmt nicht! |
|---|---|---|---|---|---|
| 35. ich habe mit mir selbst genug zu tun | | | | | |
| 36. ich habe niemanden, mit dem ich über Alles reden kann | | | | | |
| 37. mein Familienleben ist intakt | | | | | |
| 38. ich fühle mich körperlich ausgeglichen | | | | | |
| 39. ich halte die innere Anspannung nicht mehr aus | | | | | |
| 40. ich bin entbehrlich | | | | | |
| 41. ich kann meinen Körperzustand genießen | | | | | |
| 42. mich kann so leicht nichts aus der Ruhe bringen | | | | | |

Wie fühlen Sie sich jetzt, in diesem Augenblick? Welches Gesicht könnte am besten verdeutlichen, wie Sie sich jetzt, in diesem Moment fühlen? Bitte kreuzen Sie den Buchstaben unter dem betreffenden Gesicht an.

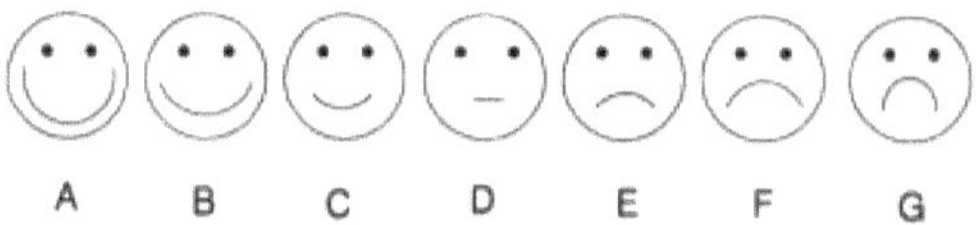


**Angaben zur Person:**

Name oder Code-Nummer: ______________________________

Alter: _____ Jahre

Geschlecht: weiblich ❑ männlich ❑

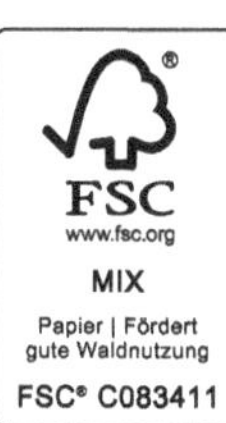


Zeitfracht Medien GmbH
Ferdinand-Jühlke-Straße 7
99095 Erfurt, Deutschland
produktsicherheit@kolibri360.de